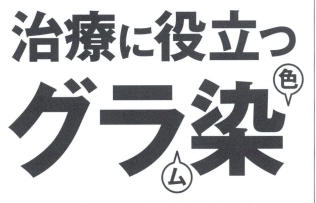

Gram staining

感染の有無をみる！ 菌を推定する！
抗菌薬の感受性がわかる！

治療に役立つ グラム染色

著
髙橋幹夫　岩手県立磐井病院臨床検査科技師長
櫻井　滋　岩手医科大学感染症対策室室長

本書では，厳密な指示・副作用・投薬スケジュール等について記載されていますが，これらは変更される可能性があります。本書で言及されている薬品については，製品に添付されている製造者による情報を十分にご参照ください。

Clinical Decision Note for Infectious Disease on Gram Staining
（ISBN 978-4-7583-1772-6　C3047）

Authors：Mikio Takahashi
　　　　　Shigeru Sakurai

2017. 5. 20　1st ed.

©MEDICAL VIEW, 2017
Printed and Bound in Japan

Medical View Co., Ltd.
2-30 Ichigaya-hommuracho, Shinjuku-ku, Tokyo 162-0845, Japan
E-mail　ed@medicalview.co.jp

GRAM

グラセンは微生物を見ているのではない。
グラセンはヒトと微生物のインターラクションを **診ているのだ**。
カラダと微生物のやりとりを見ているのだ。

倍率ばかりあげても, **ことの本質**は見えない。
ヒントはネットにはない, **ベッドサイド**にあるのだ。

グラセンですべてがわかるはずはない

世の中の事象を理解するには, センスが **八分**

だから **ク-ル-ア-サ** .... って

グラセン染めて, 朝が来る。

抗生剤が決まらなきゃ
死んじまうぞと

今夜も上級医の 檄が飛ぶ

SSAKURAI_MD OCHノートより

序文

　初期臨床研修指定施設である当院では，毎週火曜日の朝7時30分から8時までの30分間，研修医を対象とした感染症診療に関する勉強会を行うようになって，早くも9年目を迎えた．勉強会では，よりリアルに臨床例をとらえてもらう意図で，自施設で経験した症例を題材に症例検討の形式をとっている．また，可能な限りグラム染色所見をもとに患者の経過や背景を探り，診断や治療プロセスを体験してもらうように工夫している．

　この勉強会を通じて，研修医たちは自ら採取した検体に細菌検査室でグラム染色を施し，顕微鏡観察を行うが，その習慣は長続きしないようにみえる．その大きな理由は，研修医が自ら菌を推定したり，炎症像を評価したりするという「喜び＝達成感」を実感できずにいることが大きな要因と考えられる．結果に結びつかない「退屈な検査の時間」は無駄な時間ととらえているのかもしれない．

　グラム染色所見を通して，患者や疾患の背景を自らの力で読み解き，診断や治療に結びつけることができるようにするにはどうすべきか，この要求に対応する参考書を探したものの，多くの手引書は典型的なグラム染色像とその解説に終始する検査の手引きであり，実臨床における，いわばノイズだらけの検体を読み解く際に役立つ情報は少ないように感じられた．そこで，自ら手引書を作ろうと思い立ったのである．

　共著者である櫻井 滋先生は，若き日に沖縄県立中部病院（OCH）で研修医時代を過ごし，グラム染色を通じて"臨床力"を鍛えられた体験をもっており，私とともに地域の研究会を通じて感染症診療に関するレクチャーを掛け合いMANZAI風に面白おかしく行って好評を得てきた．

　この「グラセンMANZAI」のキモは，感染症の実臨床にある数え切れない岐路の存在に気づいてもらうことにある．その岐路をどちらに向けて進むかで，予後や医療に費やす時間と費用が大きく変化する．それぞれの岐路において，古典的な技術であるグラム染色をどのように役立てるかを通じ，臨床推論や決断能力を養うために，「グラセンMANZAI」では，あえて単純化しながら解読してみせるのである．

　グラム染色の一般的な役割とされる起炎菌の推定に止まらず，抗菌薬の変更，継続，中止決定プロセスにおける悩みや，判断の際の小さなコツなどは，後に臨床力の一部となる．

　結果判明に時間を要する細菌検査や病原体までは写らない画像診断，広域スペクトル抗菌薬への神頼みなど，若い医師が他人任せの診療プロセスから脱却し，自らの能力で診療を充実させることは，自身の喜びにもつながり，指導する側の上級医も大いに触発されている．若い医師や検査技師に実症例をとおしたライブ感，細菌学的正解を追うだけではない，「グラセンから患者を診る」体験していただければ，著者の一人として幸甚である．

2017年3月

高橋幹夫

目次

グラム染色所見を読み解くためには　11

概論　臨床検体のグラム染色を行うにあたって
検体のサンプリングと肉眼的観察／塗抹標本の作成／染色の手順　12
グラム染色はク-ル-ア-サ（来る朝？）　14
- コラム　代表的な形態と表現　14

グラム陽性菌群　Gram Positives　16
グラム陽性菌の鑑別はグラ染の基礎　17

グラム陰性菌群　Gram Negatives　18
グラム陰性菌はCOPD 急性増悪の起炎菌　19
グラム陰性腸内細菌は感染すると強毒に　20
- コラム　細菌検査室の教育的役割　21

基本的な検鏡手順を理解するための標準標本　22
- 基礎編　唾液のグラム染色所見（健常者）　23
- コラム　グラム染色所見のみかたのコツ　24

呼吸器感染症　25

概論　同一菌種の異なる特徴について　26

症例1　検体:喀痰　74歳, 女性　広範な浸潤影と低酸素
スムース（S）型とラフ（R）型を見極める（*Streptococcus pneumoniae*）　27
- 上級者編　侵襲性肺炎球菌感染症　30
- 上級者編　血液寒天培地における発育阻止所見　32
- コラム　薬剤感受性検査結果の解釈　33

概論　神経筋疾患におけるグラム染色の用い方　34

症例2　検体:喀痰　79歳, 男性　嚥下障害患者の発熱
慢性心不全患者のキノロン系に不応の発熱？（*Acinetobacter baumannii*）　35

概論　慢性呼吸器疾患の急性増悪とグラム染色　40

症例3　検体:喀痰　73歳, 男性　慢性肺疾患の急性増悪
COPDでは常にグラム陰性菌を狙うべきか？（*Moraxella catarrhalis*）　41

| 概論 | 気道親和性の病原体について | 44 |

症例4 検体:喀痰	83歳, 女性　発熱のない両側肺炎？	
	気道親和性の起炎菌は肺炎像を見せにくい（*Haemophilus influenzae*）	45
	上級者編　*H. flu*の重症例を評価する	49
	上級者編　喀痰検体における炎症強度と病期判定	50

| 概論 | 薬剤抵抗性と多剤耐性菌について | 52 |

症例5 検体:喀痰	72歳, 女性　抗菌薬無効の緑膿菌？	
	シブトイ菌の正体はグラ染でつかめ！（*Stenotrophomonas maltophilia*）	53

| 概論 | 結核・抗酸菌感染症とグラム染色の役割 | 58 |

症例6 検体:喀痰	83歳, 女性　緩徐に進む呼吸器症状	
	慢性心不全患者のキノロン系に不応の発熱？（*Mycobacterium tuberculosis*）	59
	上級者編　抗酸菌の深読みテクニック	65, 67

| 概論 | 不明熱のとらえ方とグラム染色の用い方 | 68 |

症例7 検体:喀痰	78歳, 女性　病巣不詳の感染症？	
	未診断感染症と不明熱とは本質的に異なる（*Candida albicans*）	69
	上級者編　*Candida*属のグラム染色所見	78

| 概論 | 日和見感染とグラム染色の用い方 | 80 |

症例8 検体:喀痰	84歳, 男性　感染で心不全悪化？	
	混入菌を装う起炎菌を見逃すな！（*Klebsiella* → *Nocardia Sp.*）	81

尿路感染症および泌尿生殖器系感染症　　89

| 概論 | 尿路感染症のとらえ方とグラム染色の用い方 | 90 |

症例9 検体:尿	62歳, 男性　脊髄損傷患者の発熱	
	グラ染で治療効果をリアルタイムに追う（*Klebsiella pneumoniae*）	91
	上級者編　大腸菌による尿路感染	95
	上級者編　血液培養検体における肺炎桿菌	96
	上級者編　医療・介護関連肺炎と肺炎桿菌	97

概論	複雑性尿路感染症のとらえ方とグラム染色の用い方	98
症例10 検体：尿	71歳, 男性　回腸導管と尿路感染 「抗菌薬は効いているか」を菌の変形から推定（*Pseudomonas aeruginosa*）	99
概論	性行為関連尿路感染症とグラム染色の用い方	110
症例11 検体：分泌物	28歳, 男性　排尿痛と膿性分泌物 死菌も想定し，PCR検査を常に追加する（*Neisseria gonorrhoeae*）	111

皮膚・創傷感染症　　　　　　　　　　　　　　　　115

概論	皮膚感染症のとらえ方とグラム染色の用い方	116
症例12 検体：水疱内容	64歳, 男性　皮膚の水疱は感染性？ 皮膚バリアの下は本来，無菌のはず…（*Staphylococcus aureus*）	117
	上級者編　無菌組織内に常在菌はあり得ない	124
概論	手術部位感染症のとらえ方とグラム染色の用い方	126
症例13 検体：分泌物	55歳, 女性　抗菌薬投与中の創感染 抗菌薬の変更時期はグラ染で読み解け！（*Staphylococcus aureus*）	127
概論	創傷に伴う感染症の考え方とグラム染色の用い方	132
症例14 検体：分泌物	55歳, 男性　電動ノコで右指を切断 トキソイド投与後23日目の破傷風発症？（*Clostridium tetani*）	133
概論	骨盤内感染症のとらえ方とグラム染色の用い方	138
症例15 検体：膿汁	55歳, 女性　ドレナージ後も発熱持続 骨盤内の感染症では嫌気性菌をマークせよ！（*Bacteroides fragilis*）	139
概論	動物由来感染症とグラム染色の用い方	146
症例16 検体：膿	77歳, 男性　ネコ咬傷後の手背腫脹 動物由来の感染症とグラム染色所見（*Pasteurella multocida*）	147

腸管感染症 153

| 概論 | 腹部手術後の下痢症とグラム染色の用い方 | 154 |

症例17 検体:排泄物	82歳,女性　ヘルニア術後の下痢症	
	小腸切除後に腸炎？　予防的抗菌薬との関連は…（*Clostridium difficile*）	155

| 概論 | 抗菌薬関連下痢症とグラム染色の用い方 | 158 |

症例18 検体:排泄物	76歳,女性　敗血症回復後の下痢	
	抗菌薬投与後の便検体，グラ染で単一菌は非常事態	
	（*Staphylococcus aureus*（MRSA））	159

| 概論 | 市中腸管感染症の考え方とグラム染色の用い方 | 162 |

症例19 検体:排泄物	30歳,女性　発熱嘔吐のない下痢症	
	症状の軽い下痢症はただの風邪？（*Campylobacter jejuni*）	163
	上級者編 細菌性腸炎の起炎菌を推定せずに抗菌薬を投与した場合に生じうる問題とは	167

| 概論 | 大酒飲みと肺炎 | 168 |

症例20 検体:血液	70歳,男性　大酒家の熱とタール便	
	慢性心不全患者のキノロン系に不応の発熱？（*Listeria monocytogenes*）	169
	上級者編 HK半流動培地におけるListeria	173

免責事項 disclaimer

　本書籍（以下，本書）は著者らが実臨床の場において実際に経験し，診断した事例を元に構成されているが，記載された事例を含む記述や図版は，必ずしも特定の個人の病歴や診療録であるとは限らない。すなわち，読者の理解を助けるために類似事例から引用している場合や暗示的に用いている場合がある。

　本書は初期臨床研修医や臨床検査技師等の研修資料として編纂されており，その内容はあくまでも著者らの知識と経験に基づいている。したがって，内容については直ちにあらゆる臨床例に適応することを意図しておらず，あくまでも臨床推論のためのシミュレーション課題として提示されている。
　また，本書では，事例を感染症患者ととらえて編集することとしたが，その最終診断や治療内容については，結果的に必ずしも適切でなかったものも含まれていることから，研修にあたって反省すべき事例として理解すべきこと。

　本書では特に，グラム染色という技法を通じて，臨床推論の技術や概念を助けるための方策について記述することを意図しており，感染症治療のための普遍的な判断や定型的な検査法の基準となることを意図していない。したがって，本書で用いた用語を定義するための量的質的基準についてはあえて設けていない。本書におけるグラム染色とは，生体由来物質の染色と検鏡による臨床検査技術を指しているが，その方法には多数の変法があり，すべての事例で普遍的な結果をもたらす技術ではないことから，本書の内容を実際の臨床例に適用しようとする場合には，わが国の法律や適正な医学的常識に基づいて判断すべきこと，また，その結果生じるあらゆる事象に実施者の責任において対応すべきこと。

　以上のような制約から，この本指針の記述は特に記載がない限り，著者らの理解の範囲であり，示された知見や記述はすべての事例に適切に該当するとは言い切れない。したがって，応用に際しては実際の状況を充分に勘案するべきであり，本書を用いることに伴う有害事象について，著者らはその直接的な責任を負わない。

著者ら

グラム染色所見を読み解くためには

[基礎的な事項]
臨床検体のグラム染色を行うにあたって
- 検体のサンプリングと肉眼的観察
- 塗抹標本の作成
- 染色の手順
- 観察時の注意

[標準的な表現]
・グラム染色の陽性と陰性
・グラム染色におけるサイズ感
・代表的なグラム**陽性**菌の鑑別
　・レンサ球菌 "chain formed" GPC
　・陽性双球菌：レンサ球菌の一種 "Lanset formed/Pneumococcus" GPDC
　・ブドウ球菌 "cluster/Staph" GPC
・代表的なグラム**陰性**菌の鑑別
　・ブランハメラ "kidney shaped" GNDC
　・インフルエンザ桿菌 "*H.flu*/coccobacilli" GNCB
　・肺炎桿菌 "Kleb，short rod" GNR
　・アシネトバクター "Acineto" GNC/GNR
　・緑膿菌 "Pseudo，Mucoid formed" GNR
　・大腸菌 "*E.coli*" GNR
　・カンピロバクター "spiral rod" GNSR
・グラム染色はク - ル - ア - サ
・基本的な検鏡手順を理解するための標準標本

概論　臨床検体のグラム染色を行うにあたって

● 検体のサンプリングと肉眼的観察

　喀痰採取時には上気道常在菌による汚染（コンタミネーション，contamination）や後鼻漏，唾液などの口腔内分泌物，食物残渣の混入を避けるため，水道水で数回うがいをした後に咳嗽を促して喀痰を採取する。

　採取された喀痰は直ちに肉眼的に観察する。できるだけ膿性部分が多い喀痰を用いるようにし，唾液様の漿液成分が多い場合は常在菌による汚染が生じることが多いので検体を採取し直す。

　喀痰量が1日に100mL以上，ときに300mLに達する場合はbronchorrheaとよばれ，膿性のbronchorrheaはびまん性汎細気管支炎や嚢状気管支拡張症例でみられる。漿液性のbronchorrheaは肺胞蛋白症でみられる。腐敗臭を伴う場合は嫌気性菌感染症を疑う。血性痰では炎症による膿血性痰と気管支や肺胞からの出血による血痰を区別する。膿血性の場合は炎症に伴う気道表面からの出血や肺胞からの出血，悪性腫瘍の合併などを鑑別する必要がある。自排痰の採取が難しい小児や意識障害患者では，口腔内常在菌の混入が比較的少ない鼻咽頭粘液を採取して検鏡することで起炎菌を推定する場合がある。

　咽頭粘液は多彩な口腔内常在菌が混入するため，微生物検査の検体には向かないが，適切な排痰を促しても検体に食物残渣や口腔内常在菌の混入を疑わせる所見がある場合は誤嚥性の下気道感染を疑う。

● 塗抹標本の作成

・すり合わせ法

　喀痰検体では，スライドグラス上に検体中から選択採取した小豆大（0.4〜0.6cm）の膿性部分を置き，もう1枚のスライドグラスを重ねて軽く押し付けながら，2枚のスライドグラスを相互に逆方向に引くと均等な厚さの標本が得られる。均一な塗布が行えることから結核菌の観察など，ある程度の定量性を期待する場合に向いている。すり合わせ回数が多いと細胞の破壊や核線が生じるため，喀痰は3回以内で塗布する。穿刺液では，1回で塗布することが肝要である。

・樹枝状塗布法

　喀痰などの検体で膿性部分と漿液性部分を分離するために，検体をスライドグラスの一方の端部分に置き，白金耳やつまようじや白金耳の先端を用いて，膿性部分のみを他方の端に向かって順次樹枝状に牽引塗布する。すり合わせ法では膿性部分と漿液性部分が混在することとなるが，この方法では膿性部分が選択され，樹枝状の先端部を観察することで，漿液性部分を分離することができる。また，細胞成分の挫滅も少ない。一方，均一な塗布は困難であることから，結核菌の観察には推奨されない。

・滴下法

　尿検体では，スライドガラス上にスポイトを垂直にして1滴分の検体を滴下する。次に，自然に同心円を描くように拡散するのを待ち，自然乾燥させる。

・サイトスピン法

　髄液や胸水検体では，液体成分に対して細胞成分や菌体が少ないため，滴下検体では目標物を観察できない場合がある。その際には，細胞診などで用いられる細胞濃縮用の遠心機（サイトスピン）などを用いて集菌した上で塗抹し，標本とすることがある。

● 染色の手順

　当施設のグラム染色はBartholomew & Mittwer（BM）法*であり，前染色としてクリスタル紫を使用し，グラム陽性菌は細胞壁が青紫に染色される。次に，ルゴール液媒染によりヨウ素還元され脱色を受けにくくなる。一方，グラム陰性菌は陽性菌に比べて細胞壁が薄く，脱色されやすいため，後染色のサフラニン液あるいはPfeiffer（石炭酸フクシン）液により外膜が赤く染まる。

　脱色は適正な染色を得るための鍵であり，BM法ではアセトン・アルコールを使用し，脱色時間を短縮する。脱色操作が不十分な場合には染色性が誤って判断される結果になることから，脱色時間は材料の種類や莢膜の厚さによって変更する。喀痰と髄液では，検体中に含まれる白血球などの細胞成分が大きく異なるので，含まれる細胞数が少ない髄液などの漿液性の検体では，より脱色の影響を強く受ける結果となるため，脱色時間を短めにする。

　サイトスピンは体液（胸水，腹水，血液），培養細胞等の浮遊細胞サンプルから直接スライドに細胞標本を作製することができる遠心処理機である。観察しやすい標本を作るためには回転速度，回転時間などの調整と経験が必要である。作成した標本は通常ギムザ染色，蛍光染色に用いられるが，グラム染色や抗酸菌染色，メチレンブルーの単染色，パーカーインク法，墨汁法などの方法で顕微鏡観察する。

＊グラム染色の変法としては，Huckerの変法や西岡の変法なども用いられている。

グラム染色の流れ

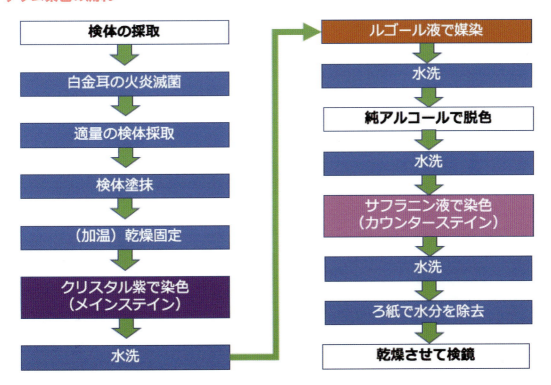

グラム染色はク-ル-ア-サ（来る朝？）

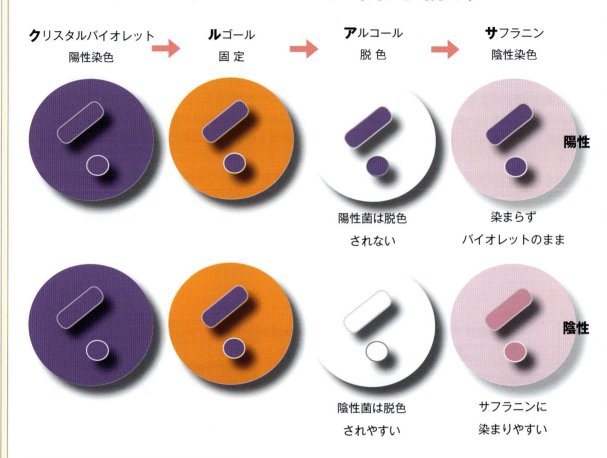

クリスタルバイオレット　陽性染色 → **ル**ゴール　固定 → **ア**ルコール　脱色 → **サ**フラニン　陰性染色

陽性菌は脱色されない／染まらずバイオレットのまま → **陽性**

陰性菌は脱色されやすい／サフラニンに染まりやすい → **陰性**

…→ コラム：代表的な形態と表現

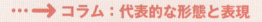

① 緑膿菌など
② 大腸菌など
③ 肺炎桿菌など
④ パスツレラなど

① 湾曲していることがある
② 直線的で曲がらない
③ 重なりや螺旋状など

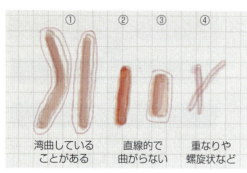

グラム染色所見で桿菌の形態を相対的に表現する目安

1）A：B が 1：5 より大きい印象　→　細長い，長い（①）
2）A：B が 1：5 程度の印象　　　→　細い，長方形（②）
3）A：B が 1：5 より小さい印象　→　太い，四角い，ずんぐり（③）
4）①よりもはるかに細い印象　　→　糸くず様，きわめて細い（④）

〈先端形状の表現〉

・染色性が先端部分で濃い　→　安全ピン様
・一方の先端部が明らかに太い　→　ドラムスティック状
・②型では丸い。③型では四角いと表現されることが多いが，腸内細菌科の菌体は相互に類似している場合がある。

●観察時の注意

　染色後の検体は，適正に染色されていることを確認する。適正な染色では，検体全体が薄いピンク色に見える。通常の顕微鏡で観察する場合には，まず低倍率（×100）で標本全体を俯瞰した後に，正常形態を保っている多核白血球を探して出現数を把握し，その後に適切な厚さで均一に塗布され染色されている部分を探して細菌の有無を観察する。標本全体の炎症細胞分布や進出物成分の分布を把握する。この時，光源のコンデンサーを調整して明るさやコントラストの変化を確認し，フォーカスを移動させて焦点深度を変えながら観察する。喀痰検体ではGeckler分類で検体品質を記録する。視野内で細胞同士が重ならない部分を選んで観察する。そのうえで，高倍率（×1,000）にして詳細を観察する。油浸レンズを用いる場合は観察部分に適量滴下する。高倍率レンズではコンデンサーと絞りを調節し，十分な照度で観察する。ステージをレンズに近づけ，以降はステージを徐々に下降させて焦点を合わせる。

・観察は以下について行う。

1) **染色状態**：背景が薄いピンク色で出現細胞の核もやや強いピンク色に染まる。グラム陽性の菌体が確認されれば，青色に染色され背景とのコントラストが明瞭であることが理想である。
2) **炎症所見**：多形核白血球[注]の出現数や成熟度，破壊された白血球やフィブリン析出の度合いを観察する。
3) **出現細胞**：多形核白血球の成熟度やリンパ球などの細胞の出現度合いを観察する。さらに，胞体の面積変化や貪食像を確認する。血球などの細胞成分は後染色がサフラニンなどによるため，ギムザ染色に比べて細胞形態を明瞭に観察することは困難である。クロマチン構造も見えにくい。したがって，多形核白血球（PMN）の場合も好中球と好塩基球，好酸球の区別はつかないが，末梢血の血算データにおける白血球分類がその手掛かりになる。白血球分類で好中球が90％以上であれば，顕微鏡で見える多形核白血球の多くが好中球と推定できる。幼若細胞（後骨髄球）やリンパ球はより濃く染まる（赤味が強い）。後骨髄球や桿状核球を認める場合は幼弱な白血球が供給され続けていることになるため，感染が継続していて治療効果が得られていない可能性がある。逆に，分葉核球が大半を占める場合，感染は終息傾向にあり治療効果ありと判断する。
4) **菌体**：多形核白血球との比較のもとで，菌の形態を球菌と桿菌に区別し，形態やサイズの均一性を評価する。また集簇しているか，分散しているか，相互の配列はどうか（ブドウ状またはクラスター，連鎖状またはペア）を確認し，最終的にグラム染色性を判断する。菌体内での染色性の均一性や周囲の非染色部分（ハロー，halo）の有無を確認する。
5) **混在物**：線維や鉱物などの外来物や薬剤結晶などの混在を確認する。薬物結晶は誤飲の所見である。白血球よりもはるかに大きく，グラム陽性に染まる物質は真菌や酵母類である可能性を判断する。
6) **抗菌薬投与後の観察**：菌体の変形や破壊像の有無，炎症細胞数やフィブリン量の変化を観察する。
7) **フィブリンの析出状態**：レースのカーテン状なのか帯状なのかを観察する。このときには採血データのフィブリノゲン値が参考になる。フィブリノゲンは血液凝固の第Ⅰ因子であり，最終的に線維素であるフィブリンとなる。フィブリノゲンが400mg/dL以上ならば高値であるが，感染症の際にも高値をとることがある。そのため，喀痰のグラム染色ではしばしば，フィブリンの析出が目立つ場合があり，これを炎症像としてとらえることができる。慢性呼吸器疾患の肺炎による急性増悪における喀痰ではフィブリンが太い帯状を示す。また，治療効果を認め炎症が治まりつつあるとフィブリンがレースカーテン状に変化する。

　グラム染色に加えて同時に他の標本を作製し，結核菌染色を行った場合には標本のすべての部分をくまなく検索する必要があるため，標本の上部から順に視野が重なるような幅で下部に向かって観察する。

　尿路感染症では，定量値が起炎菌判断の有力な材料になるため，均一な部分のおおよその菌数を数え，定量培養における定量値と対比することで1視野の菌数から定量培養の結果を推定できるようになる。

注）多形核白血球（polymorphonuclear leukocyte；PMN）：多くの場合は好中球と考えてよい。

グラム陽性菌群　Gram Positives

グラム陽性球菌（GPC），グラム陽性桿菌（GPR），グラム陽性双球菌（GPDC）など

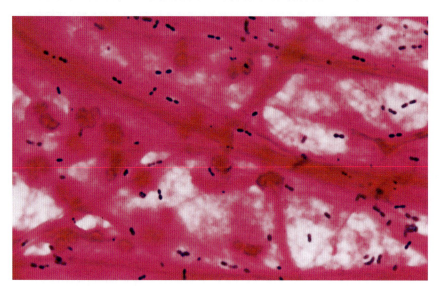

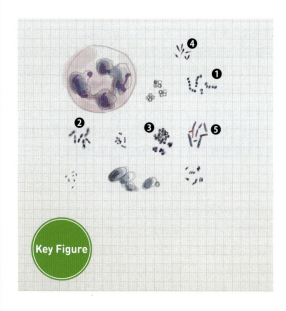

Key Figure

グラム染色の陽性と陰性（⇒p.14）

「青（パープル）＝クリスタルバイオレット」に染まるものは「Positive ＝陽性」

「赤（ピンク）＝ サフラニン」に染まるものは「Negative ＝陰性」と表現する。

まず，青色で染めてから
アルコールで色を抜き，青色が残ったものだけを「染まった＝陽性」と考える。

青色が抜けてしまい，いったん，見えなくなったものを「ピンク」で染めて際立たせる（counter stain という）。結果的にピンクの中で青く残るものは陽性，ピンクに染まるものは「陰性」と表現される。

　しかし，脱色の際に青を抜き過ぎればすべてがピンクになるので「すべてが陰性」ということになってしまう。このときの青や赤い色素の入り込みやすさを「染色性がよい」と表現するが，「染色性が悪い＝色素が入りにくい」ものには，莢膜や芽胞，菌体周囲を包む粘液などがある。これらの部分は青にもピンクにも染まらず，「色が抜ける」と表現することがあり，菌体周囲の無色透明の部分として認識できる（⇒p.31，42，92，95，150）。そこには何もないのではなく，染まらないものがあると考える。
　イラストでは，代表的なグラム陽性菌と小型酵母のサイズ感を表現している。細菌によっては染色が陽性とも陰性ともとれるものがある。

❶レンサ球菌　❷双球菌　❸ブドウ球菌　❹破傷風菌　❺クロストリジウム・ディフィシル（CD）

グラム陽性菌の鑑別はグラ染の基礎

　皮膚表面や口腔内に多数存在するグラム陽性菌は，形態の把握が比較的容易で初心者にも認識しやすい菌体である。目につきやすい反面，無意味な通過菌である可能性があることを理解しながら診断を進めることになる。存在するはずのない菌種が推定されれば起炎菌である可能性が高まる。

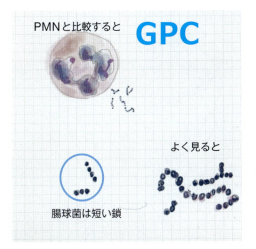

レンサ球菌 "chain formed" GPC
ストレプトコッカス属：Streptococcus species
　　　　（S.pyogenes，S.mitis，S.salivariusなど）
エンテロコッカス属：Enterococcus species
　　　　（E.faecalis，E.faeciumなど）

　連鎖球菌属は皮膚・口腔，下部腸管内に常在し，溶連菌は咽頭扁桃炎，皮膚蜂窩織炎の起炎菌でまれに急性糸球体腎炎やリウマチ熱（rheumatic fever）を潜伏期間をおいて発症する。腸球菌は腸内に常在し耐性化すると院内感染の起炎菌となる。
　グラム染色では輪郭が明瞭なグラム陽性球菌で炎症所見はやや強い。形態的に長い鎖状に配列する傾向を有するが，腸球菌は数個以内に止まる傾向がある（図中 ○ 印）。

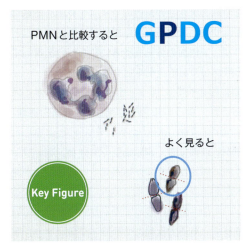

陽性双球菌（レンサ球菌の1種）
"Lanset formed/Pneumococcus" GPDC
ストレプトコッカス属：Streptococcus species

　肺炎球菌または肺炎双球菌（S.pneumoniae）は上気道から下気道へと侵入して下気道感染を生じる。代表的な肺炎の起炎菌で市中肺炎（CAP）と医療・介護関連肺炎（NHCAP）でともに30％以上を占めるがヒト-ヒト感染はまれ。
　グラム染色では菌の輪郭が明瞭なグラム陽性菌で，喀痰検体の炎症所見はきわめて強く大量の炎症細胞と菌体の貪食像やフィブリン析出を見る。状況により赤血球の混在やハローも見られる。形態的に2個ずつ長軸方向にペアとなるランセット型配列傾向を有する双球菌である。図中 ○ のような単桿菌にも見える（破線の部分で2個の球菌がペアを形成）。

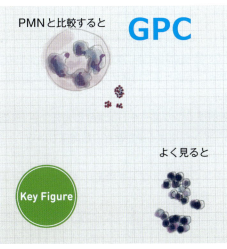

ブドウ球菌 "Cluster/Staph" GPC
スタフィロコッカス属：Staphylococcus species

　ブドウ球菌は，しばしばヒト由来の検体から分離される常在細菌の一種であり，特に健常人の鼻腔では例外なく検出される。基本的に非病原性で，皮膚，鼻咽腔，消化管（腸），腟などに分布する正常フローラを形成している。しかし，*Staphylococcus aureus*，*S.epidermidis*，*S.saprophyticus*の3種は病原性を有する。グラム染色では，球菌が不規則に配列して集合体（クラスター）を作り，ブドウの房状に見える。同じグラム陽性球菌のグループのレンサ球菌（鎖状に配列する）と対比し区別する。抗菌薬耐性であるMRSAも形態的には同じである。

グラム陰性菌群 Gram Negatives

グラム陰性球菌（GNC），グラム陰性双球菌（GNDC），グラム陰性桿菌（GNR），など

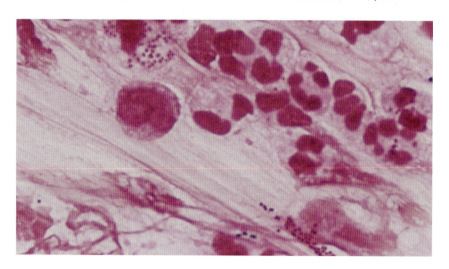

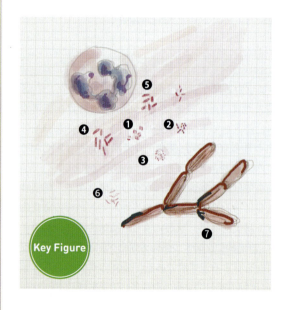

グラム染色におけるサイズ感

　多形核白血球の大きさが最近のサイズを見極める基準となる。ギムザ染色のように白血球分画を区別することはできないが，末梢血の分画を参考にしながら出現している炎症細胞がどの血球かを推定する。

　細菌感染に伴う炎症に伴って出現する細胞の多くは好中球であるが，グラム染色では単に「多形核白血球，polymorphonuclear leukocyte：PMN」とよぶことがある。PMN 以外にも，より小型で胞体が少ないリンパ球や胞体内に顆粒が目立つ好塩基球や好酸球などが見られることがあるが，グラム染色のみで明確に区別することは難しいため，必要に応じてギムザ染色を行って確認する。さらに，気道上皮細胞や肺胞マクロファージを見ることもある。

　イラストでは，グラム陰性菌と真菌（fungus）のサイズ感を表現している。PNMの核が青で表現されているが，実際の標本では上段の写真のように，赤く染まる。青く染まっている場合は全体に脱色が不足しているため，グラム陰性の細菌が陽性に染まっている可能性がある。すべての標本に必要とまでは言えないが，グラム染色に加えて結核菌染色（Ziehr Neelzen染色）は必須のテクニックである。

　細菌の形態のみをコントラストよく確認するには，グラム染色とメチレンブルーやHuckerの単純染色（単染色）を併用するとよい。また，真菌では墨汁やグロコット，パーカーインクによる染色を好む臨床家もいる。

❶ナイセリア（ブランハメラ）　❷アシネトバクター　❸ヘモフィルス（インフルエンザ桿菌）　❹シュードモナス（緑膿菌）　❺クレブシエラ（肺炎桿菌）　❻キャンピロバクター　❼真菌

グラム陰性菌はCOPD 急性増悪の起炎菌

　口腔内や上気道に常在するグラム陰性桿菌は慢性呼吸器疾患の急性増悪や肺炎に関与する。莢膜やリポ多糖類は強い炎症を生じるが，通常はムコイドを産生して宿主の免疫から逃れている。増悪時は気道感染や肺炎を引き起こし，宿主の呼吸機能を悪化させる。

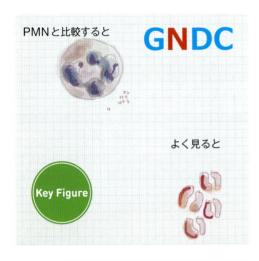

ブランハメラ "Kidney shaped" GNDC
モラクセラ・カタラーリス：*Moraxella catarrhalis*

　分類の整理がなされるまでは*Branhamella catarrhalis*とよばれ，いまだにその名を用いることがある。ほかに*Neisseria catarrhalis*の名もある。気道親和性が高く，COPDなどではときにヒト-ヒト間で接触伝播する例がある。

　グラム染色ではNeisseria sp.やAcinetobacter sp.との判別は困難なので臨床背景で判断する。肺炎例でよく見られることから脱色が不十分な場合は肺炎双球菌と誤認しやすいが，PMNに貪食されやすく，ペアの配列が単軸方向で貪食された状態で観察されることが多い。

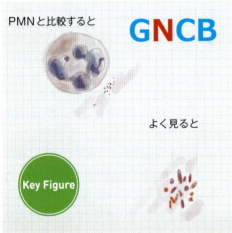

インフルエンザ桿菌 "H.flu/Coccobacilli" GNCB
ヘモフィルス属：Haemophilus species
（例：*H.flu*）

　*H.flu*は桿菌に分類されているが多形性を有し，球菌に見えることもあるため球桿菌coccobacillusの名もある。気道親和性が高く，COPDなどで咳症状を悪化させる。肺炎を起こしても淡い陰影となる場合が多い。

　多形性が弱い（形状が揃っている）場合，グラム染色ではNeisseria sp.やAcinetobacter sp.と混同する可能性もあるが，基本的にきわめて小さく，背景のサフラニンのピンク色に紛れるように見えることが多い。

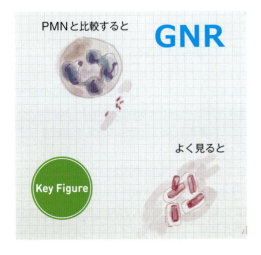

肺炎桿菌 "Kleb/Short Rod" GNR
クレブシエラ属：Klebsiella species
（例：*Kleb.pneumoniae*，*Kleb.oxytoca*）

　Klebsiellaは口腔内や消化管に常在し，肺炎や尿路感染の起炎菌となる。糞便に含まれることから接触により伝播する。

　グラム染色ではPseudomonasよりも短く角ばった形状の大きめの桿菌でしばしば周辺にムコイドによるハローを形成する。*Kleb.oxytoca*はさらに大きい。小さな*Kleb.pneumoniae*は大腸菌*Escherichia coli*との判別が困難だが，*E.coli*は先端が丸くハローを見ることは少ない。慢性気道疾患や飲酒歴を有する場合の肺炎例でよく見られ，粘液に富んだ喀痰を産生し膨張性の肺炎（病変部肺葉の容積増大）を形成する。

グラム陰性腸内細菌は感染すると強毒に

莢膜や粘液層で覆われ，一般に病原性が相対的に高く抗菌薬にも抵抗性である．グラム陰性菌の表面構造は抗原性を隠す働きがあり，免疫系による攻撃や抗菌薬による攻撃を避ける性質を有するといえる．莢膜や外膜に含まれるリポ多糖類は内毒素として働き，強い炎症を生じるほか，血流中に侵入すると敗血症性ショックを生じる．

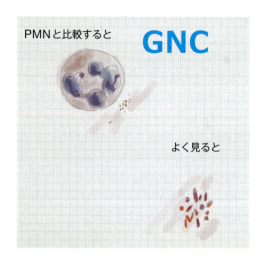

アシネトバクター "Acineto" GNC/GNR
アシネトバクター属：Acinetobacter spices

Acinetobacter baumanii はモラクセラ科 Moraxellaceae に属し形態も酷似しているが，桿菌に分類され大きさはやや小さく球菌にも桿菌に見えることがある．人工呼吸器の回路やシンク（流し）などに生息し触伝播する．耐性菌はしばしば院内感染の原因となる．

グラム染色では *H.flu* よりは大きく，Neisseria sp. や Moraxella sp. との判別がしばしば困難だが，特定の配列はなく貪食されやすい傾向があるため細胞内に観察されることも多い．

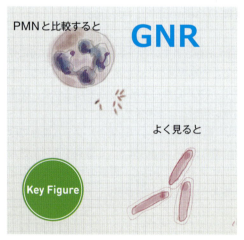

緑膿菌 "Pseudo, Mucoid formed" GNR
シュードモナス属：Pseudomonas species
（例：*P. aeruginosa*）

類縁の *Burkholderia cepacia* は Burkholderia complex に分類されているが，いまだに Pseudomonas の名を用いることがある．水回りに生息し，慢性気道疾患患者の気道に常在したり，しばしば院内感染や日和見感染の起炎菌となる．

グラム染色では Acinetobacter よりもやや大きく多形性は少なく，*E. coli* よりも細身で長い桿菌として認識される．バイオフィルムを生成してハローを有し，長く連なる集塊を作ることがある．PMN には貪食されにくく，貪食像を見ることは少ない．

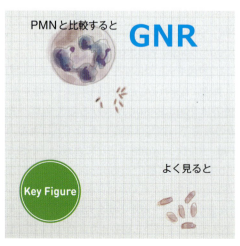

大腸菌 "E. coli" GNR
エシェリヒア属：Escherichia species
（例：*E. coli*）

E. coli は下部消化管に常在し，しばしば尿路感染の起炎菌となる．病原性大腸菌 enteropathogenic *E. coli* はいったん感染すると，内毒素による全身性の重篤な症状を呈する（O-157 など）．

グラム染色では Salmonella や Shigella などに似る．Klebsiella より小さく，Pseudomonas に類似のサイズで判別は困難だが後者は先端が丸くハローを見ることは少ない．糖尿病や飲酒歴，誤嚥を有する場合の肺炎例でも見られる．

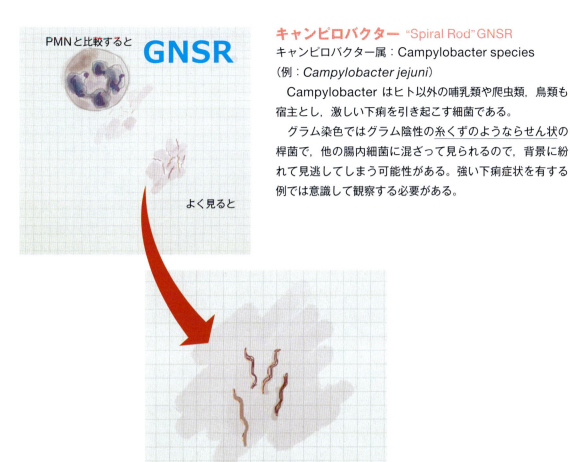

キャンピロバクター "Spiral Rod" GNSR
キャンピロバクター属：Campylobacter species
（例：*Campylobacter jejuni*）

　Campylobacter はヒト以外の哺乳類や爬虫類，鳥類も宿主とし，激しい下痢を引き起こす細菌である。

　グラム染色ではグラム陰性の糸くずのようならせん状の桿菌で，他の腸内細菌に混ざって見られるので，背景に紛れて見逃してしまう可能性がある。強い下痢症状を有する例では意識して観察する必要がある。

┅┅➡ コラム：細菌検査室の教育的役割

　感染症診断にかかるコストを診療報酬点数で比較すると，グラム染色は61点（610円）で喀痰培養は160点（1,600円）である。一方，診断もそこそこに菌を同定せずに広域で用いられる抗菌薬は薬価で例えれば，ザイボックス®（リネゾリド：LZD）注射液600mgは14,997円で，1回のみの投与ではすまない。グラム染色と培養検査を上手く使うことで，診断につながる検査結果が比較的安価に入手でき，無駄な抗菌薬の使用を抑えることもできる。このことは貴重な医療資源を節約することにもつながる。しかし，細菌培養検査自体にコストがかかるわりには，細菌検査の収益がさほど大きくないことから，細菌検査を外部の検査機関に委託している医療機関が多いのが現状である。自施設に細菌検査室がなければ，細菌検査に詳しい検査技師も，グラム染色を行う場所も限られる。

　細菌性の感染症におけるグラム染色はその簡便さと迅速さが"ウリ"である。仮に細菌検査室がなくてもグラム染色をすることはできるが，その染色方法や観察方法を研修医に指導できる，細菌検査に明るい臨床検査技師の存在は不可欠なのだ。いくつかの研修病院における，このような現状には首を傾げざるを得ない。研修先を選ぶときには，研修指導医とともに種々のメディカルスタッフのレベルも知っておく必要がある。

基本的な検鏡手順を理解するための標準標本

(本書の症例から)

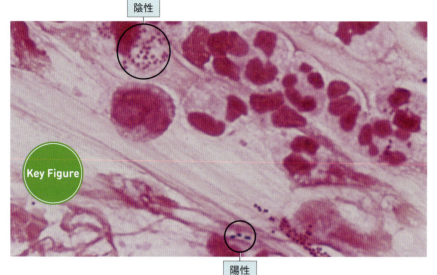

【標本1】
染色は均一で気道上皮などの混入物は見られず,適正な検体と染色状態である。
多形核白血球(PMN)とフィブリンの析出が見られる。グラム陰性および陽性に染まる少なくとも2種の菌群が確認でき,一部はPMNの胞体内にある。

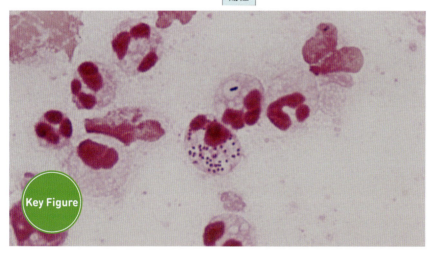

【標本2】
染色は均一で気道上皮などの混入物は見られず,適正な検体と染色状態である。
この視野では中央の上下に並ぶPMNの胞体内にグラム陽性に染まる双球菌とより小さなグラム陰性の菌体が確認できる。

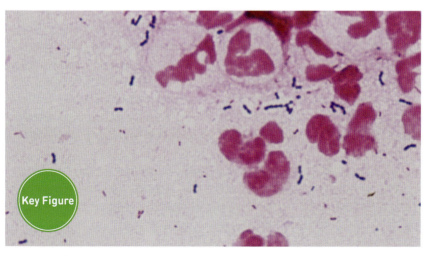

【標本3】
染色は均一で気道上皮などの混入物は見られず,適正な検体と染色状態である。
この視野ではPMNの周囲でグラム陽性に染まる菌体周囲に透明部分を伴う双球菌と,背景には,大小不同でさらに小さいグラム陰性菌が確認できる。

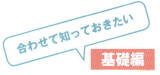

[唾液のグラム染色所見（健常者）]

正常喀痰検体 グラム染色所見

a

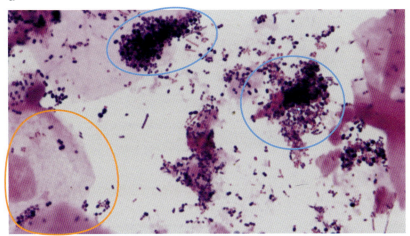

○：サイズが大きいためマクロファージのようにみえるが，核の辺縁がクリアに判別可能であり，細胞質が薄く皿状であることから扁平上皮と判断できる。

○：グラム陽性やグラム陰性に染色された多種の細菌がクラスター（集塊）を形成している。まさに常在細菌叢（さいきんそう）である。

b

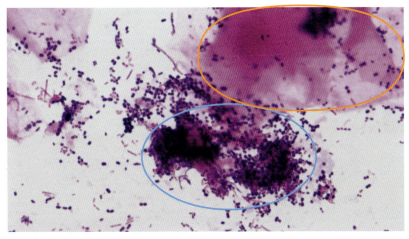

○：複数の扁平上皮細胞が重層しているため染色性が濃厚で，細胞と見間違う可能性があるが，細胞辺縁をよく観察すると細胞がセロハン様に重なっていることが確認できる。

○：グラム陽性やグラム陰性に染色された多種の細菌がクラスターを形成している。

⇢ コラム：グラム染色所見のみかたのコツ

● 急性炎症を示唆する所見を把握する

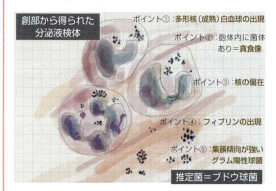

● グラム陰性菌の形態を把握する

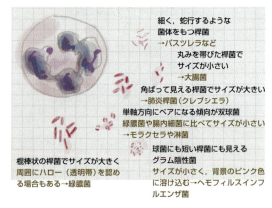

● 菌体の特徴から菌種を推定する（1）

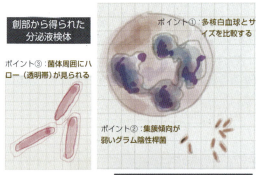

● 菌体の特徴から菌種を推定する（2）

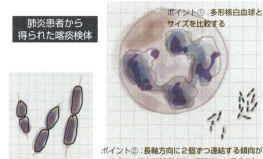

● 菌体の特徴から菌種を推定する（3）

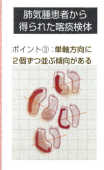
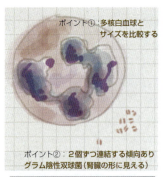

呼吸器感染症

[代表的な検体]
喀痰
咽頭粘液（唾液）
鼻腔分泌液（鼻汁，後鼻漏）
扁桃ぬぐい液
胸水
気管支洗浄液
肺胞洗浄液
気管切開口周囲の分泌液

[代表的な対象病態]
鼻炎
副鼻腔炎
細菌性咽頭炎
扁桃炎
喉頭炎
気管支炎
気管支拡張症
細菌性肺炎
肺化膿症
肺膿瘍
胸膜炎
膿胸

ほか

概論　同一菌種の異なる特徴について

　起炎菌となる細菌が生物学的にはほぼ同一の分類に属していても，形態や分裂形態，産生するタンパク質などの差異から，グラム染色所見上の形態の差となる場合がある。特に莢膜の厚さや染色性，粘液の産生能力やバイオフィルムの形成傾向などは，菌の推定において大きなヒントとなる。

　通常は培養過程におけるコロニー形成の特徴から分類されるが，生体から直接得られた材料でも，類似の所見を観察することがある。

● 肺炎球菌のスムース型とラフ型

　肺炎球菌は，成人市中肺炎や医療・介護関連肺炎の起炎微生物として最も頻度が高い。グラム染色を活用するうえでは，いくつかの特徴が重要である。第一には，ペニシリンGに対する感受性による分類で，ペニシリン感受性肺炎球菌(penicillin sensitive *Streptococcus pneumoniae*；PSSP)とペニシリン耐性肺炎球菌(penicillin resistant *Streptococcus pneumoniae*；PRSP)という区別である。第二には，細胞壁外側にある莢膜抗原の血清型分類であるが，肺炎球菌ワクチンの開発において重要である。これらの検査上の分類とは別に，コロニー形態による，非ムコイド型とムコイド型の区別がなされる。前者はスムース(S)型，後者はラフ(R)型ともよばれる。ムコイド型はPSSPが多いものの，マクロライドに抵抗性であり，局所の炎症が強く，重症化(菌血症)例も多いと考えられている。

● 緑膿菌のムコイド型と非ムコイド型

　緑膿菌は，水まわりなどの湿潤環境に生息する環境常在細菌で，ヒトや動物の消化管にも少数ながら存在する腸内細菌でもある。健康な成人では約15％，入院患者などでは30〜60％が保有しているとされる。有機物からトリメチルアミンを産生することから，特徴的な臭気(腐敗臭)を生じることがある。熱に比較的弱い(55℃ 1時間処理で死滅)が，消毒薬や抗菌薬などに対しては強い抵抗性をもつ。

　ヒトが接触して，汗などが付着した物品や手袋，長期間使用されている消毒液容器などからも分離され，院内感染起炎菌となる。緑膿菌には粘性のある物質(ムコイド)を産生するものが存在し，緑膿菌の特徴となっている。ムコイドを作らないものは非ムコイド型緑膿菌とよぶ。

　ムコイドは粘性の高いムコ多糖体で形成され，グラム染色所見上はムコイドが菌体を包んで，ハローを形成する。さらに集簇してバイオフィルム形成してその中で効率よく増殖する。バイオフィルムは物質表面に強く付着するため，機械的な洗浄にも抵抗する。またバイオフィルム内部には消毒薬や抗菌薬が浸透しにくいため，治療抵抗性が増し，他の微生物による捕食や白血球などによる貪食などの，生物的な排除からも逃れやすくなると考えられる。

　医療用カテーテルの内腔や呼吸回路内部に緑膿菌がバイオフィルムを形成して増殖することで院内感染を生じるケースが報告されており，水平伝播や通過菌としても重要視すべきである。

呼吸器感染症

検体：喀痰 スムース（S）型とラフ（R）型を見極める

症例 1

74歳，女性
広範な浸潤影と低酸素

74歳，女性。Parkinson病。発熱，咳嗽，経口摂取不良を主訴に緊急搬送された。来院時，血圧145/91，心拍数66/分，体温37.6℃，SpO_2 80％以下。両側肺野にcoarse cracklesやrhonchiを聴取。胸部X線写真では右肺の広範な浸潤影と左下葉の無気肺，頸静脈怒張軽度と心拡大を認める。室内気吸入下の血液ガス分析では著明な低酸素血症を伴い，Ⅰ型呼吸不全を呈している。受診直後にショック状態となり，DICを併発した（**図1，2**）。

WBC 14.2 ↓，RBC 258 ↓，Hgb 9.1 ↓，PLT・血小板数 10.5 ↓，Neut 87.0 ↑，Lymp 4.7 ↓，フィブリノーゲン 828 ↑，FDP定量 13.1 ↑，PT-INR 1.49 ↑，アンチトロンビンⅢ 56 ↓，CRP 25.95 ↑，尿一般定性（2+）↑，蛋白（−），潜血（−），白血球反応（−），亜硝酸塩（細菌）（−），白血球（目視）5〜9個，細菌（目視）（−）

図1　入院時 胸部X線写真

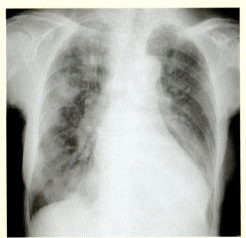

図2　吸引痰のグラム染色所見

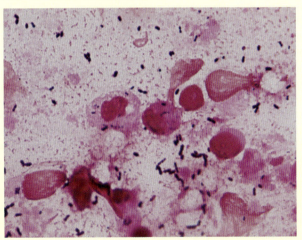

略語 DIC：disseminated intravascular coagulation　播種性血管内凝固症候群

⋯→ ① 感染の可能性を評価する

- 喀痰検体のグラム染色では，多数の白血球が観察され，多くは核が分葉する以前の幼弱な形態である．炎症が強く白血球の誘導・分裂が活発に生じていることを示唆する．フィブリンの析出は強くないが，視野一面にグラム陽性の菌群が見られる．
- 背景には染色液が粒状に散布しているが，明らかなグラム陰性菌体は確認できない．炎症所見の存在から感染が成立していることが示唆される．

⋯→ ② 起炎菌を推定する

図2　（再掲）

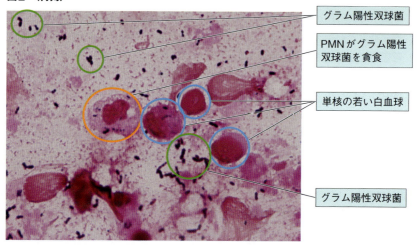

図3　ラフ（R）型 *S.pneumoniae*
破線の部分で2個のペアがつながっている．

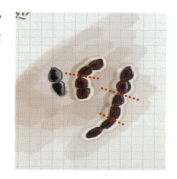

- 観察されるグラム陽性球菌は，基本的に菌体2個がペアを作る双球菌であるが，複数の双球菌が長軸方向につながって見えるものもある**（図3）**．また，菌体の周囲にはサフラニンに染まる無構造の部分に囲まれている像もあり，典型的なランセット配列をとるS型の*S.pneumoniae*（肺炎球菌〈肺炎双球菌〉）よりも，やや丸い菌体である．以上の所見はムコイド（R）型の*S.pneumoniae*を疑わせる．
- R型は厚い莢膜や粘液によって，好中球の貪食を免れる傾向があり，抗菌薬の浸透性も悪いと考えられている．

略語　IPD；invasive pneumococcal disease　侵襲性肺炎球菌感染症

➡ ③ 治療薬を再度選択する

- ラフ（R）型の*S.pneumoniae*は耐性傾向がない場合でも抗菌薬の効果が悪いことがある。そのため，有効な抗菌薬を2剤併用することも考慮する。本例は，ビアペネム（BIPM）にシプロフロキサシン（CPFX）を追加した。
- 〈参考〉血液寒天培地上では，一般に**図4**のような所見が得られ，抗菌薬選択時の参考となる。

図4　血液寒天培地上の所見：S型（a）とR型（b）

a
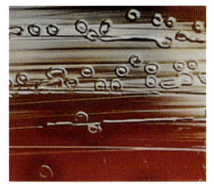

b
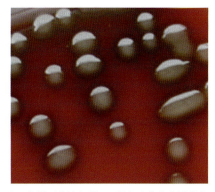

a. 標準型であるスムース（S）型の集落であり，自己融解により中心部が陥凹し，リング状の外観を有するコロニーである。

b. 大型で盛り上がって見える集落を形成するラフ（R）型のコロニーである。1つのコロニーの体積がS型の何倍もあり，その大きさは菌の増殖の活発さや爆発的な粘液産生性を示し，病態の急速な悪化に関連する要因と考えられる。

➡ ④ 治療効果を評価する

- 本例はCPFXの追加後に速やかに解熱して喀痰量も減少し，一般状態も良好であり，グラム染色による効果判定は必要がなかった。心拡大と軽度の低酸素は残存しているものの，浸潤影は改善し肺炎は治癒した。
- 併存症によってその経過は修飾されるが，典型的な肺炎球菌性肺炎は悪寒戦慄とともに発症し，解熱後は急速に改善すると言われている。

> **まとめ**
> - 肺炎球菌はペニシリンGのような基本的薬剤が第1選択となりうる細菌であり，診断においてはグラム染色がいまだに重要な診断法である。
> - 肺炎球菌感染症は肺炎球菌ワクチンの普及による死亡率の低下が期待されているが，今なお死亡率が高く，きわめて重要な病原菌である。
> - 肺炎球菌が血液や髄液など無菌検体から検出された場合には，侵襲性肺炎球菌感染症（IPD）とよばれ，きわめて重篤な病態である。

> **抗菌薬の整理**
> **ビアペネム（BIPM）**：カルバペネム系抗菌薬。目標菌は院内感染例のグラム陰性桿菌。呼吸器感染に対してはBIPM 0.25g，12時間ごと vs. メロペネム（MEPM）0.5g，12時間ごとが同等。グラム陽性球菌についてはイミペネム（IPM）なみで，グラム陰性桿菌についてはMEPMなみ。複雑菌感染症以外で選択すべき場面は少ない。敗血症の診断で「決め打ち」すると，それ以上の確定診断努力が行われず，非定型肺炎，Rickettsiaなどの有効でない感染症に裏をかかれる。

> 上級者編

［侵襲性肺炎球菌感染症］

〈血液培養グラム染色〉

図5

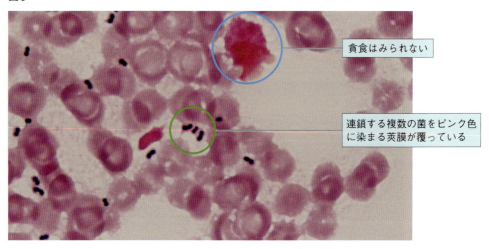

- 貪食はみられない
- 連鎖する複数の菌をピンク色に染まる莢膜が覆っている

図6

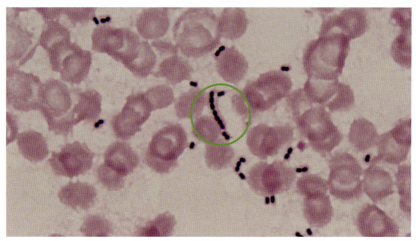

- ○：連鎖する複数の菌を取り囲むようにピンク色の膜が覆っているように見える。このピンク色に染まる莢膜がムコイドタイプの特徴である。
- ○：多形核白血球（PMN）であるが，胞体内に細菌は確認できない。すなわち，ムコイドタイプは貪食を逃れているのである。

〈髄液のグラム染色所見〉

図7

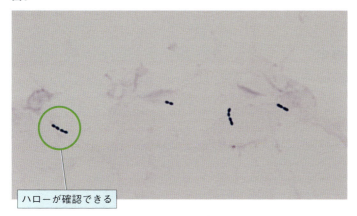

ハローが確認できる

本来無菌であるはずの髄液における細菌検出は，非常に重大である．S型の肺炎球菌であり，ハローが確認できる．

図8

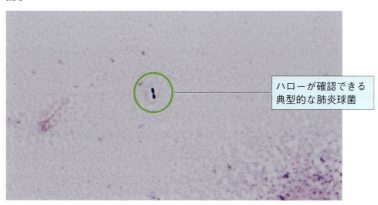

ハローが確認できる典型的な肺炎球菌

図7と同様に，明らかなハローが確認できる．

Point

- グラム染色において，古典的な存在である肺炎球菌（グラム陽性双球菌：GPDC）の特徴的な菌体の形状を捉えることは，グラム染色所見読解の基本である．コロニー形状は血液培地上でスムース（S）型とラフ（R）型に分けられ，グラム染色所見も異なる．
- R型は菌体周囲にピンク色に染まるムコイド層が確認できる．典型的形態であるS型とは異なる形状を示すことがある．
- R型の菌体はS型の（長）楕円形よりも正円形，あるいは丸みのある三角形（おむすび型）に見え，多数連鎖することもまれではない（→多数連鎖する場合はレンサ球菌との鑑別が重要）．
- R型のムコイド肺炎球菌には高用量の抗菌薬投与を考慮する必要があり，臨床的に効果が思わしくない例では，グラム染色で抗菌薬投与後の菌体変化を観察することも有用である．

略語　GPDC：gram positive diplococcus　グラム陽性双球菌

> 上級者編
[血液寒天培地における発育阻止所見]

〈初診時初見〉

図9　血液培地所見

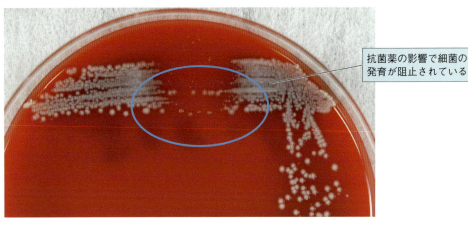

抗菌薬の影響で細菌の発育が阻止されている

血液培養検査：2セットとも陰性，尿培養検査：好気培養陰性，喀痰培養検査：酵母3+。
入院前にビアペネム（BIPM）が投与されており，検体採取のタイミングは抗菌薬投与後だった。

○の部分に喀痰検体の一部を塗布し，その後に白金耳で左右に塗り伸ばす。さらに培地右側に同様に伸ばした後，培地全体に伸ばして培養する。この操作によって検体が希釈され，単一コロニーが分割される。分割されたそれぞれのコロニーを対象に同定・感受性検査を進めることができる。塗り始めの部分は，検体のすべての細菌叢が観察できる重要な部分である。
本例では，○部分は検体に含まれていた抗菌薬の効果で発育が阻止され，コロニーが見られない。左右に塗り伸ばした部分は菌とともに抗菌薬も希釈されるため，コロニーが見られる。

> この白色コロニーは実際には真菌で，翌日にはさらに大きいなコロニーとなった。

 抗菌薬投与をしているために検体中の細菌が死滅し，一部あるいはすべて発育しない例があり，一見，培養陰性であるかのように報告される場合があるので注意する。

図10　緑膿菌におけるSとR（BTB寒天培地所見）

a
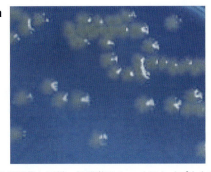

b
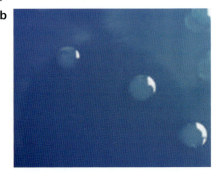

肺炎球菌と同様，緑膿菌のムコイドタイプもお馴染みである。培地上の特徴は，S型集落（**a**）では辺縁部が鋸歯状のコロニーであるが，R型集落（**b**）では体積がS型の何倍もある，大型のコロニーを形成している。

コラム：薬剤感受性検査結果の解釈

検査室から届く「薬剤感受性検査の結果報告」は，治療のための抗菌薬を選択する際に用いる重要な指標のひとつであるが，解釈はそう単純ではない。簡便に抗菌薬を選択するために考えられた指標がブレイクポイントであり，その基準として，わが国ではアメリカ臨床検査標準委員会の基準(Clinical and Laboratory Standards Institute(CLSI)基準)が頻用されている。

CLSIのブレイクポイントは，感性(S)，中間(I)，耐性(R)の3種類のクライテリアに分類されている。

検査室では，できるだけ多くの抗菌薬のデータを提供するために，ブレイクポイント付近の抗菌薬濃度を中心に測定する。微量液体希釈法ではMIC(最小発育阻止濃度)パネルはグラム陽性ブドウ球菌用，グラム陽性レンサ球菌用，グラム陰性インフルエンザ菌用，グラム陰性腸内細菌用，グラム陰性非発酵菌(緑膿菌等)用に分かれており，各パネルには，CLSIが定めた抗菌薬がリストアップされ，希釈系列が作られている**(図A)**。

さらに，コンボパネルはMIC測定と菌種同定が同時にできるパネルである。同定のために生化学反応に使うウェルが必要となり，MIC測定の抗菌薬数は少なくなる**(図B)**。抗菌薬の種類はCLSIがあらかじめ指定しており，わが国の臨床で頻用される薬剤とは異なる。そのため，自施設で採用されている抗菌薬がリストにない場合がある。その場合にはクラス分類による薬剤の選択という考え方が必要である。

従来は平板培地と抗菌薬を染み込ませたディスクを用いて感受性試験を実施する細菌検査室が多かったので，クラスディスクとよばれていた。例えば第一世代セフェム系の注射用製剤ではセファゾリン(CEZ)，内服ではセファクロル(CCL)をクラス薬剤として，その判定を他の第一世代セフェム系にも用いる考えである。カルバペネム系であればメロペネム(MEPM)をクラス薬剤として，その判定を他のカルバペネムにも用いる。しかし，各施設や地域によって個々の抗菌薬の感受性率は異なることから，実際に投与する抗菌薬のMICが必要とされることが多く，結果的にパネルにリストされている抗菌薬のみが選択される可能性が高まる。

図Cに実際の結果を示す。菌名は，腸内細菌属の*Enterbacter cloacae*でありグラム陰性腸内細菌用のパネルにおける測定結果の報告である。結果はペニシリン系，第一世代セフェム系，第二世代セフェム系の順番で表示されている。ここでしてはならないことは，「MICの縦読み」である。MICが小さければ小さいほど治療効果が期待できるのは事実であるが，各薬剤のMIC測定は各薬剤のブレイクポイント付近を測定しているため，単純に数値を比較することはできず，同一系統の薬剤間でのみ比較するのが妥当である。**図C**ではシプロフロキサシン(CPFX)がMIC 0.25以下で最小値ではあるが，CPFXが最も大きな効果が期待できるのではなく，CPFXのブレイクポイント測定が0.25から始まることを意味しているにすぎない。MICに関わらず，S判定の薬剤はどれも同じ効果が期待できることを意味している。

図A　グラム陽性ブドウ球菌用

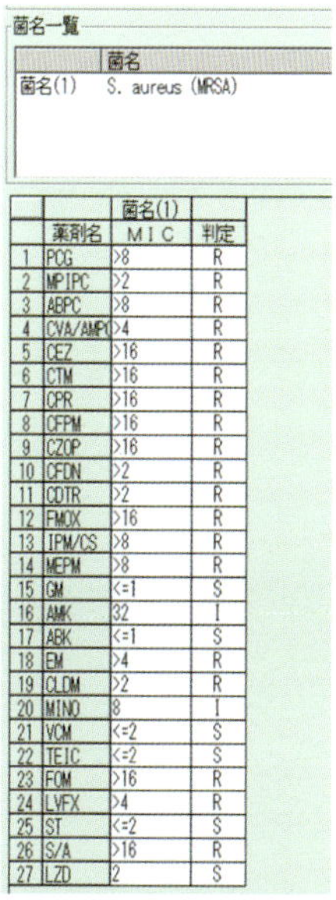

菌名一覧：菌名(1) S. aureus (MRSA)

	薬剤名	MIC	判定
1	PCG	>8	R
2	MPIPC	>2	R
3	ABPC	>8	R
4	CVA/AMPC	>4	R
5	CEZ	>16	R
6	CTM	>16	R
7	CPR	>16	R
8	CFPM	>16	R
9	CZOP	>16	R
10	CFDN	>2	R
11	CDTR	>2	R
12	FMOX	>16	R
13	IPM/CS	>8	R
14	MEPM	>8	R
15	GM	<=1	S
16	AMK	32	I
17	ABK	<=1	S
18	EM	>4	R
19	CLDM	<=1	R
20	MINO	8	I
21	VCM	<=1	S
22	TEIC	<=2	S
23	FOM	>16	R
24	LVFX	>4	R
25	ST	<=2	S
26	S/A	>2	R
27	LZD	2	S

96ウエルすべてがMIC測定

図B　コンボパネル

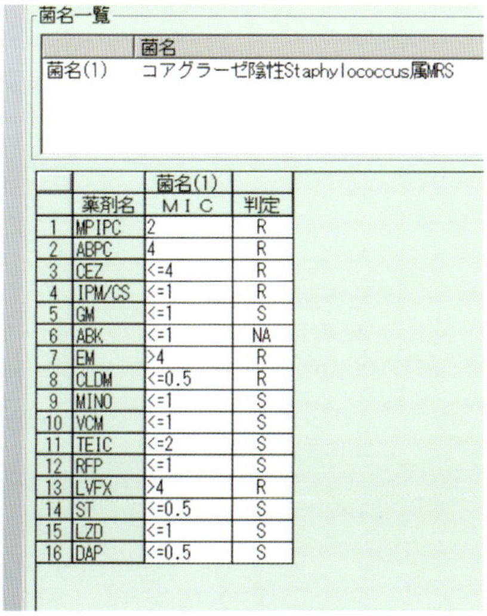

菌名一覧：菌名(1) コアグラーゼ陰性Staphylococcus属MRS

	薬剤名	MIC	判定
1	MPIPC	2	R
2	ABPC	4	R
3	CEZ	<=4	R
4	IPM/CS	<=1	R
5	GM	<=1	S
6	ABK	<=1	NA
7	EM	>4	R
8	CLDM	<=0.5	R
9	MINO	<=1	S
10	VCM	<=1	S
11	TEIC	<=2	S
12	RFP	<=1	S
13	LVFX	>4	R
14	ST	<=0.5	S
15	LZD	2	S
16	DAP	<=0.5	S

同じグラム陽性ブドウ球菌用であるが，薬剤品目数が少ない

図C

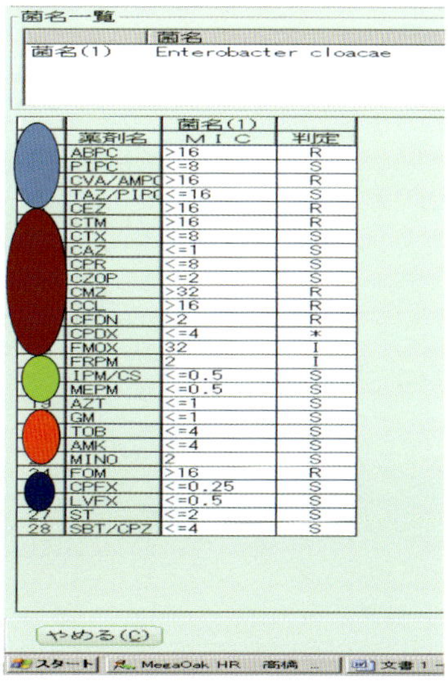

菌名一覧：菌名(1) Enterobacter cloacae

	薬剤名	MIC	判定
	ABPC	>16	R
	PIPC	<=8	S
	CVA/AMPC	>16	R
	TAZ/PIPC	<=16	S
	CEZ	>16	R
	CTM	>16	R
	CTX	<=8	S
	CAZ	<=1	S
	CPR	<=8	S
	CZOP	<=2	S
	CMZ	>32	R
	CCL	>16	R
	CFDN	>1	R
	CPDX	<=4	*
	FMOX	32	I
	CFPM	2	S
	IPM/CS	<=0.5	S
	MEPM	<=0.5	S
	AZT	<=1	S
	GM	<=1	S
	TOB	<=4	S
	AMK	<=4	S
	MINO	<=1	S
	FOM	>16	R
	CPFX	<=0.25	S
	LVFX	<=0.5	S
	ST	<=2	S
28	SBT/CPZ	<=4	S

● ペニシリン系　● セフェム系
● カルバペネム系　● アミノ配糖体
● キノロン系

概論 神経筋疾患におけるグラム染色の用い方

　神経筋疾患，特に嚥下障害を生じる病態では誤嚥や口腔内の衛生状態に関連する肺炎の発症が問題になる。通常，口腔内には多彩な常在菌が存在するが，声門を境界として下気道には常在菌はほとんど検出されない。しかし，嚥下機能が低下している高齢者や慢性気道疾患を有する場合，さらには習慣的飲酒や後鼻漏を伴う慢性鼻疾患，胃食道逆流を有する場合には下気道への病原微生物の流入が生じやすい。また，いったん吸引された病原体を排除するための咳反射が低下する状況（向精神薬や鎮静薬，筋弛緩薬の慢性的服用）では，重力依存性の部位に肺炎を繰り返す場合がある。

● 嚥下機能障害患者におけるグラム染色の用い方

　咽頭粘液や喀痰などの染色検鏡によって通常口腔内には観察されない菌群を検出した場合は，それらが起炎菌である確率が高いが，同時に常在しやすい肺炎球菌やHaemophilus，喫煙者に多いMoraxellaなどに注目して検鏡する。さらに，気管切開口や呼吸回路にも病原微生物が検出されることがありうる。吸引痰を検体とするときには，外部からの流入に留意して無菌的に検体を採取する必要がある。

　口腔内には嫌気性菌も多数存在しており，誤嚥によるそれらの下気道への流入は，壊死性肺炎や肺化膿症などの要因になりうる。治療にあたっては，ペニシリン系薬を選択するか，グラム陰性桿菌までをカバーする薬剤を使用するかなどの判断にグラム染色は有用である。

● グラム染色で誤嚥の有無を評価する

　喀痰中に大量の口腔内上皮細胞や多彩な口腔内常在菌を見る場合は誤嚥を疑う。同様に食物残渣や薬剤の結晶の存在，腸内細菌属の存在も口腔内容の下気道への流入を示唆する（⇒p.67）。

呼吸器感染症

検体：喀痰　慢性心不全患者のキノロン系に不応の発熱？

症例 2

79歳，男性
嚥下障害患者の発熱

79歳，男性。喫煙歴がある認知症およびパーキンソン（Parkinson）病にて，近隣の病院に入院中に発熱。誤嚥性肺炎を疑われて胸部X線写真を撮影した**(図1)**。陰影は明瞭でなかったが，経験的にセファゾリン（CEZ）1g×2で治療開始され，治療目的で翌日に転院となった。
酸素9LリザーバーマスクにてSpO_2 100％。喘鳴や咳嗽なし。意識レベルⅠ-3。名前や場所等を問うと発語はあるが聞き取れず。体温37.8℃であった。
前医でのCEZ投与を踏襲し，CEZ1g×2→CEZ 1g×4が継続された。

図1　入院時 胸部X線写真

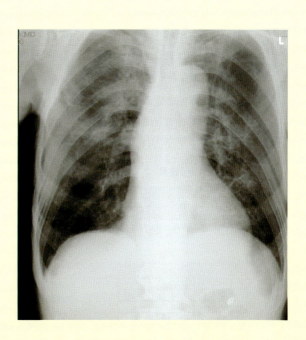

① 感染の可能性を評価する

図2　喀痰のグラム染色所見

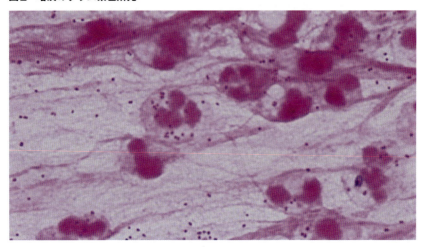

- 好中球と考えられる多形核白血球（PMN）が多数出現している。小桿菌あるいは双球菌が散布しており，一部はPMNの胞体内に貪食されている。フィブリンの析出も明らかであり，感染は存在すると判断される。しかし，誤嚥の際に確認されるはずの口腔粘膜の上皮細胞や口腔内細菌はまったく見られない。入院時の喀痰培養では，*Klebsiella pneumoniae* が検出されたが，菌の形態は一致しない。

② 起炎菌を推定する

図3　薬剤感受性結果

菌名一覧

	菌名
菌名(1)	Klebsiella pneumoniae（肺炎桿菌）

	薬剤名	菌名(1) MIC	判定
1	ABPC	>16	R
2	PIPC	>64	R
3	PIPC/TAZ	<=8	S
4	CEZ	<=4	S
5	CTM	<=8	S
6	CTX	<=1	S
7	CAZ	<=1	S
8	CTRX	<=1	S
9	CPR	<=8	S
10	CZOP	<=4	S
11	CMZ	<=4	S
12	CCL	<=8	S
13	CFDN	<=0.25	S
14	CFPN-PI	0.5	S
15	FMOX	<=2	S
16	IPM/CS	<=0.5	S

> 肺炎桿菌はペニシリン系に自然耐性であり，アンピシリン（ABPC），ピペラシリン（PIPC）には耐性であるが，β-ラクタマーゼ阻害薬配合であるピペラシリン／タゾバクタム（PIPC/TAZ），アンピシリン／クラブラン酸（AMPC/CVA）などには感受性があるのが特徴である。ホスホマイシン（FOM）にも耐性である場合が多く，この感受性パターンを認識していることが一般診療で重要となる。

グラム染色所見との矛盾があったが，入院時の喀痰培養で検出された*Kleb. pneumoniae* を起炎菌と推定した。

⋯→ ③ 治療薬を選択する

- CEZ 1g × 4 が投与された。その後，解熱し 5日間で抗菌薬は終了した。しかし，転院先の空きベッドを待つ間も喀痰量が多く，しばしばSpO$_2$の低下がみられた。14病日に再度発熱したため，15病日に喀痰培養を実施し，同じCEZ 1g × 4で治療を再開した。

⋯→ ④ 治療効果を評価する

図4　治療再開時のグラム染色所見

a

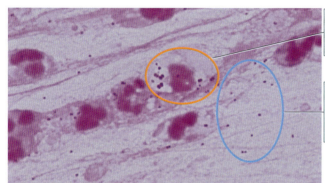

成熟したPMN（おそらく好中球）にそら豆状のグラム陰性双球菌が貪食されている

貪食されているMoraxellaより丸みが少なく，ひと回り小さいグラム陰性双球菌であり，バックグラウンドにも多数認める

- 呼吸器系の検体であり，そら豆状（kidney shape）のグラム双球菌は*Moraxella catarrhalis*と推定できる。Moraxellaはβ-ラクタマーゼ産生菌でありCEZに耐性である。ただし，Moraxellaよりひと回り小さい双球菌を同時に認める。入院時のグラム染色所見（**図4b**）と比較すると，ほとんど変化がみられない。

b

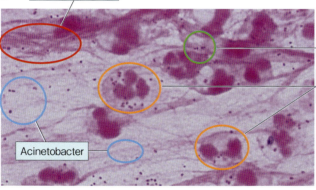

フィブリンの析出

Moraxella

MoraxellaとAcinetobacterの両者を貪食している

Acinetobacter

- **図4a**の青丸はMoraxellaよりひと回り小さい双球菌であることから，*Acinetobacter baumannii*が疑われる。Acinetobacterはグラム陰性桿菌であるが，グラム染色所見では小桿菌であるため，双球菌様に見える場合がある。
- 喀痰検体ではMoraxellaに類似しているため，Moraxellaと推定しがちであるが，Moraxellaでよく観察される貪食像があまり認められない。臨床的に，Moraxellaが主に市中感染の原因菌で外来患者に多いのに対し，Acinetobacterは抗菌薬投与中の入院患者に多いという点で，検出傾向が異なるため，臨床経過を考慮して慎重に推定する必要がある。

⤷ ⑤ 治療薬を再度選択する

図5　治療再開時の喀痰培養結果

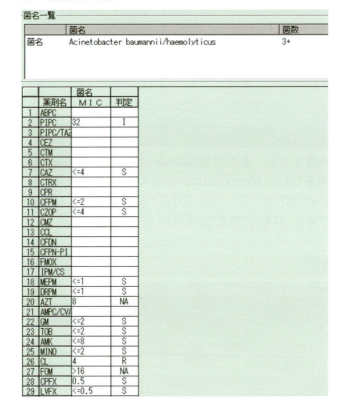

図6　薬剤感受性結果

この薬剤感受性結果から，Acinetobacterに感受性があるセフタジジム（CAZ）へ変更された。

> Moraxella はグラム陰性（双）球菌であり，一般細菌検査室では薬剤感受性検査 MIC 測定を実施できないため，感受性結果に載っていない。誤解されがちであるが，感受性試験結果が表示されていないからといって無関係（非起炎菌）と判断してはならない。
> Moraxella は一般に β-ラクタマーゼ産生菌であり，グラム染色所見から Moraxella が多数貪食されていたため CAZ に変更すべきと解釈した。

CAZ 1g×4投与後は喀痰が減少して解熱し，転院となった。

- モラクセラ・カタラーリス（*Moraxella catarrhalis*）はグラム陰性の双球菌で，ブランハメラ・カタラーリス（*Branhamella catarrhalis*）ともよばれ，かつてミクロコッカス（*Micrococcus*）属やナイセリア（*Neisseria*）属に分類されていた。
- 小児の中耳炎，全年齢層の急性および慢性の副鼻腔炎，成人における慢性肺疾患を伴う下気道感染の起炎菌となる例が多い。慢性閉塞性肺疾患（COPD）増悪の原因菌としては，型別不能なインフルエンザ菌（*Haemophilus influenzae*）株に次いで本菌の頻度が高い。
- β-ラクタマーゼ産生菌の頻度が高く，第一，二世代セフェム耐性である。
- JAID / JSC感染症治療ガイドライン2014＊の市中肺炎に則して判断し，*M.catarrhalis*が原因菌と推定された場合は，スルバクタム / アンピシリン（SBT/ABPC），セフォタキシム（CTX），セフトリアキソン（CTRX）のいずれかが第1選択薬とされている。
- アシネトバクター・バウマニ（*Acinetobacter baumannii*）は，緑膿菌と同じグラム陰性のブドウ糖非発酵桿菌であり，抗菌薬耐性を容易に獲得する傾向がある。グラム染色所見ではグラム陰性小桿菌であるが，しばしば陰性双球菌として認識されることを考慮し，慎重に観察して*M. catarrhalis*と鑑別することが重要である。

＊http://www.chemotherapy.or.jp/guideline/jaidjsc-kansenshochiryo_kokyuki.pdf（accessed in 2017.3）

まとめ
- グラム染色の視野内に菌体を認めない細菌が培養で検出されるケースは多い。本例も，グラム染色所見と培養所見に矛盾があり，培養結果が優先された。
- 淋菌感染症（⇒p.113）でも述べたように，国内の細菌検査室ではグラム陰性球菌の薬剤感受性試験を実施していないが，結果を表示しない場合でも原因菌を否定している訳ではない。
- グラム染色は感度と特異度に劣る側面があるが，起炎菌であるか否かについては培養検体でも判断できないので，その即時性を活かすことが重要である。
- 培養結果からは検体の炎症所見を含む全体像が想像しえないので，グラム染色所見と培養同定検査を併用し，両者の情報から患者の病態を読み解くことが上級者の心得である。

略語
MIC；minimal inhibitory concentration　最小発育阻止濃度
COPD：chronic obstructive pulmonary disease　慢性閉塞性肺疾患
JAID / JSC：The Japanese Association for Infectious Diseases / Japanese Society of Chemotherapy　日本感染症学会/日本化学療法学会

概論　　慢性呼吸器疾患の急性増悪とグラム染色

　慢性閉塞性肺疾患（COPD）と陳旧性肺結核（肺結核後遺症としての気管支拡張症など）はともに慢性呼吸器疾患であるが，前者は閉塞性換気障害を主徴とし，後者は拘束性換気障害を主徴とする点で大きく異なる。しかし，近年では高齢人口の増加に従い，両疾患が並存する例もみられる。これらの慢性呼吸器疾患では，しばしば慢性疾患の急性増悪（acute on chronic exacerbation）がみられるが，その端緒は 1）気道感染，2）心不全，3）気胸，4）肺血管障害（肺梗塞），5）喘息の5病態が高頻度である。

　特に慢性間質性肺疾患を除く慢性呼吸器疾患患者は，しばしば頑固な湿性咳や膿性痰を伴い，喀痰中には常に細菌を認める。気道親和性のグラム陰性桿菌が主体の感染であるが，増悪時には鼻腔や口腔などに常在する上気道菌群が下気道に侵入して起炎菌となる場合がある。肺炎を疑う場合はA-DROPシステム（⇒下記 ）を用いて入院の適応を決める。

● 感染による急性増悪時の起炎菌

　急性増悪時の起炎菌としては，主に気道に定着しやすく，肺炎には進展しない気道親和性の細菌として *Haemophilus influenzae*（図5a），*Moraxella catarrhalis*（図5b）があるが，より頻度が高い起炎菌として，上気道に常在する肺炎球菌（*Streptococcus pneumoniae*（⇒p.22標本3）が重要である。肺炎球菌はしばしば咽頭炎や中耳炎の原因にもなる。COPDや結核後の気管支拡張症などで急性増悪の起炎菌となりやすい。慢性呼吸器疾患に肺炎を合併すると，エアブロンコグラム（air bronchogram sign）を伴う，典型的な大葉性肺炎の像はとらず区域性肺炎や気管支肺炎の形態が多いため，X線所見上は淡い実質性陰影となる。

● 慢性呼吸器疾患の喀痰グラム染色所見の特徴

　強拡大（×1,000）の同一視野において，異なる形状を有する複数の菌群を認める場合があり，その場合は多形核白血球に貪食されている菌を原因菌とみなす。ただし，肺炎球菌は莢膜を有するため，貪食像が見られない例もある。他の菌種が見られず，多形核白血球の出現量やフィブリンの析出量などから炎症が強い場合は起炎菌と考えて治療薬を選択する。

注目点　A-DROPシステム

A（age）：男性70歳以上，女性75歳以上
D（dehydration）：BUN 21mg/dL 以上または脱水あり
R（respiration）：SpO₂ 90％以下（PaO₂ 60torr以下）
O（orientation）：意識障害あり
P（pressure）：血圧（収縮期）90mmHg以下

軽症：上記指標のいずれも満足しないもの
中等度：上記指標の1つまたは2つを有するもの
重症：上記指標の3つ以上を有するもの。ただし意識障害・ショックがあれば1項目のみでも重症とする
超重症：上記指標の4つまたは5つを有するもの

通常A-DROP 2点までは外来加療が可能とされるが，合併症の存在に留意して判断する。
さらに，肺炎球菌や肺炎桿菌では呼吸障害が重症化する可能性があるため，入院適応と判断して慎重な経過観察を行う。

（日本呼吸器学会：成人市中肺炎ガイドラインより）

略語　COPD；chronic obstructive pulmonary disease　慢性閉塞性肺疾患

検体：喀痰　COPDでは常にグラム陰性菌を狙うべきか？

症例 3

73歳，男性
慢性肺疾患の急性増悪

73歳，男性。20年来の喫煙歴と結核罹患歴があり，9年前に陳旧性肺結核と肺気腫（慢性閉塞性肺疾患：COPD）と診断される。咳嗽と疲労感を主訴に来院。来院直前に38℃の発熱がみられた。来院時のSpO_2 88%だが近医では通常96〜98%との情報あり。3日前に近医を受診した際には右背部に湿性ラ音を指摘されている。COPDの急性増悪の疑いで当院に紹介された**（図1）**。尿一般検査では蛋白と糖が（+），血算では明らかな異常値はない。生化学検査ではCRP高値であった。血液ガスではpO_2低値だが，HCO_3^-のレベルが高くpHも7.4を超えていることから，過去12時間程度は肺胞換気量が少ない状態にあったものの，来院時点ではpCO_2は正常範囲であり肺胞換気量はむしろ増加しているものと考えられ，低酸素による呼吸促迫状態が推定される。A-DROPシステムによる評価は2ポイントであった。

図1　来院時の胸部X線写真

図2　一般血液・尿検査所見

01 尿一般定性		35 MCHC	
02 色調	黄色	36 RDW	
03 混濁	(-)	37 PLT-血小板数	
04 比重	1.010	38 MPV	
05 pH	7.0	39 Pct	
06 蛋白	(+)	40 PDW	
07 潜血	(-)	41 血液像	
08 白血球反応	(-)	42 Neut %	
09 亜硝酸塩（細菌	(-)	43 Lymp %	
10 糖	(+)	44 Mono %	
11 ｹﾄﾝ体	(-)	45 Eosi %	
12 ｳﾛﾋﾞﾘﾉｰｹﾞﾝ	(+-)	46 Baso %	
13 ﾋﾞﾘﾙﾋﾞﾝ	(-)	47 Neut X10^2/μl	
14 尿中ｸﾚｱﾁﾆﾝ	50	48 Lymp X10^2/μl	
15 蛋白/ｸﾚｱﾁﾆﾝ比	>=500	49 Mono X10^2/μl	
16 判定		50 Eosi X10^2/μl	
17 尿沈渣		51 Baso X10^2/μl	
18 赤血球(μl)	5.6	52 ｺﾒﾝﾄ	
19 赤血球(HPF)	1-4個	53 ｺﾒﾝﾄ	
20 白血球(μl)	3.5	54 ｺﾒﾝﾄ	
21 白血球(HPF)	1個未満	55 ｺﾒﾝﾄ	
22 扁平上皮(μl)	1.1	56 ｺﾒﾝﾄ	
23 扁平上皮(HPF)	1個未満	57 CRP	
24 円柱(μl)	0.0	58 T-Bil	
25 円柱(LPF)	1個未満	59 AST(GOT)	
26 細菌(μl)	709.8	60 ALT(GPT)	
27 細菌(判定)	(-)	61 LDH	
28 血算		62 ALP	
29 WBC-白血球数	76.8	63 γ-GTP	
30 RBC-赤血球数	414	64 TP	
31 Hgb	13.4	65 ｱﾙﾌﾞﾐﾝ定量	

図3　血液ガス所見

01 血液ｶﾞｽ分析			緊
02 pH	7.416		緊
03 pCO2	42.4		緊
04 pO2	58.2	L	緊
05 HCO3	26.6		
06 ctO2(P)	27.9		
07 BE	1.8	H	緊
08 ctO2	18.6		
09 tHb	14.5		緊
10 sO2	91.6		
11 Na	137.9		緊
12 K	3.49	L	緊
13 Cl	98.9		緊
14 Ca++	1.170		緊
15 Hct	43.8		緊
16 AaDO2	42.5		
17 a/AO2	57.8		
18 Glu	119.0		
19 Lac	0.3		緊
20 FiO2	0.210		

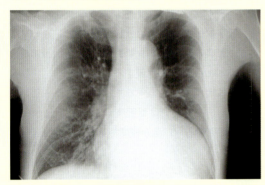

→① 感染の可能性を評価する

創部の擦過で得られた分泌物検体をグラム染色し，図4の結果を得た。

図4 来院時の喀痰（1）

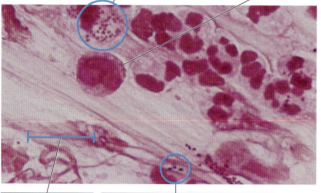

- 貪食されたグラム陰性球菌が胞体内に見られる
- PMNの出現
- フィブリンの析出
- ランセット形状の双球菌が見られる

多数の多形核白血球（PMN）が出現しており，背景にはフィブリンの析出も観察されることから，急性の炎症所見に一致する検体である。

視野の上縁と下縁付近には，同時に単軸方向にペアを作るグラム陰性球菌（上部）と長軸方向にペアになるランセット形状のグラム陽性球菌（下部）を認める。

これらいずれかの菌による感染の可能性が推定される。

→② 起炎菌を推定する

図5 来院時の喀痰（2）
a

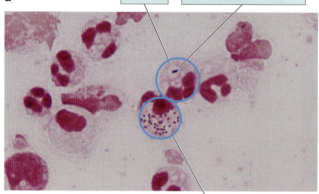

- ハロー
- ランセット形の双球菌がPMNに貪食されている
- PMNにより貪食されたグラム陰性球菌が胞体内に見られる

PMN内に貪食されているグラム陰性双球菌は*Moraxella catarrhalis*と推定される。肺炎球菌より小型だが，*Haemophilus influenzae*と比較すると大きい。

形状が比較的均一でサイズはほぼ一定である。強拡大では腎臓型（kidney shape）に配列する双球菌が確認できる。

b

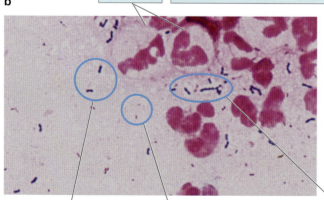

- PMNの出現
- ランセット形状の双球菌が見られる ➡ 肺炎球菌の特徴
- 腎臓型のグラム陰性双球菌が見られる ➡ Moraxella菌の特徴
- 菌体の周囲に明らかなハローが見られる ➡ 肺炎球菌の特徴

Moraxellaは口腔内にも多数存在する菌種だが，口腔内から下気道に流入した場合には，口腔内の上皮細胞とともに他の常在菌も同時に観察される。きわめて多種類の菌が観察されることから，口腔内分泌物のグラム染色所見は「zoo of organism（微生物の動物園）」などと表現される。

③ 治療薬を選択する

- 入院時の喀痰を検体としたグラム染色では，明らかな炎症性変化が観察され，下気道感染による慢性呼吸器疾患の急性増悪が疑われた。
- 喀痰のグラム染色所見では，多形核白血球の周囲に*M.catarrhalis*と考えられるグラム陰性双球を多数認め，貪食像も各所に認めるため主な起炎菌と判断される。
- しかし，同時に*S.pneumoniae*と考えられるグラム陽性双球菌も多数見られた。貪食像は少なかったが，菌体周囲にハローを認め，粘液産生傾向が強いことが推定される。このような菌は白血球による貪食を免れる傾向がある。
- 両菌種ともに上気道に存在する菌であり，*S.pneumoniae*は気道よりも肺胞への親和性を有することから，肺炎を惹起してガス交換を悪化させている可能性がある。
- *S.pneumoniae*はペニシリンGに感受性が高いが，*M.catarrhalis*はペニシリンGに対する感受性が低く，両者を同時に治療対象とする場合は，少なくともアミノベンジルペニシリン（ABPC）を選択する必要がある。
- グラム染色所見のみからは*M.catarrhalis*による下気道炎症と判断できるが，呼吸障害に関連する病態悪化を招きやすい*S.pneumoniae*を主な治療対象とすることとし，PCGを選択した。
- なお，当該施設の分離菌データから，当該施設の近隣におけるβ-ラクタマーゼ産生菌やペニシリン耐性*S.pneumoniae*（PRSP, PISP）の分離率も低いことから，β-ラクタマーゼ産生菌に対する薬剤や広域抗菌薬は必要ないと判断した。

④ 治療効果を評価する

- 殺菌的薬剤であるペニシリン系抗菌薬の効果は比較的迅速に現れる。
- 抗菌薬投与開始後，最初の治療効果判定は投与開始後12〜24時間の時点で行う。
- 解熱，酸素化の改善，バイタルサインや食欲をはじめとする一般状態の改善が順次得られれば「効果があり」と判断するが，症状が遷延すれば抗菌薬変更も検討しつつ観察する。
- 回復期にはいったん喀痰量が増加する。その際に得られた喀痰のグラム染色で菌体の変形や溶菌とともに崩壊した多形核白血球，初期診断時と異なる菌体の有無を確認する。
- 有効ならば，次第にフィブリンの消退と多形核白血球数の減少が観察される。
- 継続投与可能なら3日投与時点で再度判断し，有効ならばおおむね7日間で投与終了する。
- クラミジアやレジオネラ菌感染症など非定型の肺炎では14日間を治療終了の目安とする。
- 炎症反応（CRP）や白血球数の改善は一般症状の改善よりも遅れるので，退院判定には不向きである。

> 本例では，PCG投与後に急速な状態改善をみたが，PCGの投与を4日で終了したのち，*M.catarrhalis*による気道炎症の改善を目的にABPCを14日間経口で追加投与した。

代表的なペニシリン系抗菌薬

- **ベンジルペニシリン（PCG）**：あらゆるペニシリン系薬の基本薬で，グラム陽性菌に特に有効
- **アミノベンジルペニシリン（ABPC）**：上気道常在のグラム陰性菌にも有効な広域ペニシリン系抗菌薬
- **アミノベンジルペニシリン/スルバクタム（ABPC：SBT）**：β-ラクタマーゼ産生菌にも安定なABPC（酵素阻害薬との合剤）
- **ピペラシリン（PIPC）**：一部の緑膿菌にも有効な最も広域なペニシリン
- **ピペラシリン/タゾバクタム（PIPC/TAZ）**：β-ラクタマーゼ産生菌にも安定なPIPC製剤（酵素阻害薬との合剤）

略語
PRSP；penicillin-resistant *Streptococcus pneumoniae*　ペニシリン耐性肺炎球菌
PISP；penicillin intermediately resistant *Streptococcus pneumoniae*　ペニシリン低感受性・中等度耐性肺炎球菌

| 概論 | 気道親和性の病原体について |

　Haemophilus influenzae（*H. flu*）菌は乳児や小児の敗血症や髄膜炎，急性喉頭蓋炎などの侵襲性感染症の起因菌となることが知られている。無莢膜型菌はヒトの鼻咽腔に常在菌として見られる。一方，小児の髄膜炎や敗血症例から分離される株は95％以上が*Haemophilus influenzae* b型（Hib）であり，ヒト-ヒト感染の存在も推定されている。Hibはヒト以外に自然宿主はなく，自然界から検出されることはほとんどない。

● *Haemophilus influenzae* b型（Hib）が引き起こす侵襲性疾患

　Hib感染症による侵襲性疾患には菌血症，髄膜炎，急性喉頭蓋炎，化膿性関節炎，骨髄炎，心外膜炎，蜂窩織炎などがあるが，侵襲性感染症とは通常無菌とされている血液，関節内液，髄液などから細菌が検出される感染症であり，内因性感染が多く，起因菌として特定することが困難な肺炎例は含まない。

　わが国において，細菌性髄膜炎で同定可能であった起因菌は多くの年齢でHibが第1位を占める。髄膜炎の多くは発熱で始まり，けいれん，意識障害へと進行し，抗菌薬治療にもかかわらず死亡することがある。また，一部はショック症状や意識障害で発症し短期間で死亡する例もある。

　菌血症は発熱を主症状とする潜在性菌血症（occult bacteremia）として発症し，他の侵襲性感染症との区別は難しい。普及が急がれるHibワクチンはこれらの発症を防ぐことが目的である。

● 慢性気道疾患の増悪における *Haemophilus influenzae*

　COPDをはじめとする慢性気道疾患（CAD）における*H. flu*は，侵襲性を有するHibとは異なり，分類不能のものが多数を占める。健康なヒトの鼻咽頭に定着し，ときに上気道疾患を引き起こすが，宿主免疫により下気道感染が防がれていると考えられている。CADの下気道から検出される場合には，宿主の粘膜免疫機構が損なわれていることを示唆する。病原体の免疫回避および宿主の免疫障害の組み合わせにより，下気道感染を促進する可能性がある。

　安定期CAD患者では下気道に細菌が常在することがある。検出される微生物は*H. flu*，Pneumococcus，および*Moraxella catarrhalis*であり，*H. flu*はCOPD患者の気道で分離されたすべての菌の半数を占める。

　しかし，COPDにおけるインフルエンザ菌感染の真の有病率は，細菌培養では30％，PCRでは60％程と考えられ，検出に培養を用いた場合は過小評価される可能性がある。COPD患者の急性増悪時に喀痰の半数以上で細菌が検出され，最も一般的なのは*H. flu*である。したがって，グラム染色では常に*H. flu*を意識して検鏡する必要がある。

　*H. flu*は比較的気道親和性であり，多くのウイルス性気道感染症と同様にX線所見上，典型的な肺炎像を呈しにくいことから見過ごされやすいが，グラム染色で検出され，血液ガス分析の異常や強い炎症所見が存在すれば，肺炎を示唆する。

| 略語 | CAD；chronic airway disease　慢性気道疾患
COPD；chronic obstructive pulmonary disease　慢性閉塞性肺疾患 |

呼吸器感染症

検体：喀痰　気道親和性の起炎菌は肺炎像を見せにくい

症例 4

83歳，女性
発熱のない両側肺炎？

83歳，女性。主訴は2日前からの咳と呼吸困難。近医での胸部CT検査（**図1**）で肺炎を疑われ，当院に紹介され受診した。体温 36.0℃，血圧 156 / 88，SpO_2 97％，脈拍数 88/分。来院時喀痰検体は**図3**のごとくである。

図1　近医における胸部CT所見

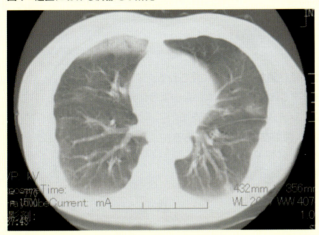

両肺野の末梢側に区域性の多数の浸潤影あり。

図2　来院時の採血データ

01	血算		緊
02	WBC・白血球数	70.8	緊
03	RBC・赤血球数	376 L	緊
04	Hgb	11.3 L	緊
05	Hct	33.1 L	緊
06	MCV	88.2	緊
07	MCH	30.0	緊
08	MCHC	34.0	緊
09	RDW	13.90	緊
10	PLT・血小板数	32.0	緊
11	MPV	7.7	緊
12	Pct	0.246	緊
13	PDW	16.6	緊
14	血液像		緊
15	Neut ％	54.9	緊
16	Lymp ％	31.2	緊
17	Mono ％	5.5	緊
18	Eosi ％	8.1 H	緊
19	Baso ％	0.3	緊
20	Neut X10^2/μl	39.0	緊
21	Lymp X10^2/μl	22.0	緊
22	Mono X10^2/μl	4.0	緊

A-DROPスコアは1点。採血データからはCRPが軽度上昇，好酸球が多くアレルギー反応「あり」であるが，WBC正常。患者は一般状態良好で，経口摂取が可能で脱水はない。

図3　喀痰のグラム染色所見

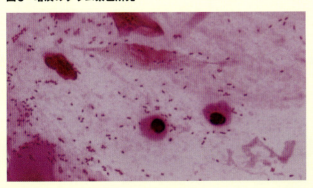

⋯▶ ① 感染の可能性を評価する

図3 （再掲）

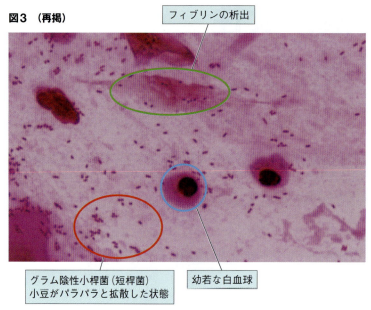

フィブリンの析出
グラム陰性小桿菌（短桿菌）
小豆がパラパラと拡散した状態
幼若な白血球

- ○：グラム陰性の小型の桿菌あるいは球菌が視野一面に見られる。
- ○：核が分葉していない幼弱な白血球で貪食はみられないないように見える。
- ○：フィブリンの析出所見は弱く，レースカーテン状である。

このことから，炎症は軽度であるが，菌の存在は明らかである。

⋯▶ ② 起炎菌を推定する

図4

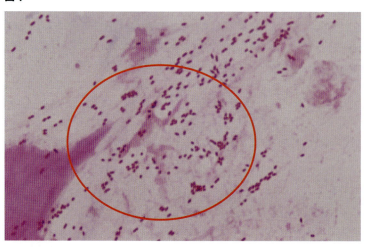

肺炎球菌像（比較）

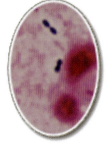

インフルエンザ桿菌とは明らかに異なる。

小さな球菌が一面に散布された状態で観察され，大小不同で桿菌にも球菌にも見える。配列にも規則性は見られないことから，典型的なインフルエンザ桿菌（*Haemophilus influenzae*）と推定できる。

→ ③ 治療薬を選択する

市中肺炎の診断のもと，内服抗菌薬であるセフジトレンピボキシル（CDTR-PI）100mg × 3 / 4daysが処方された。

図5　来院時の喀痰培養結果

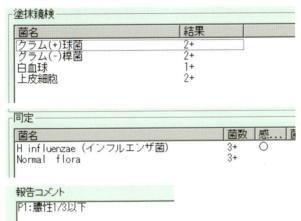

喀痰培養からもインフルエンザ桿菌が検出され，グラム染色所見と矛盾しない。菌量は3+と多い。

図6　検出菌の感受性結果

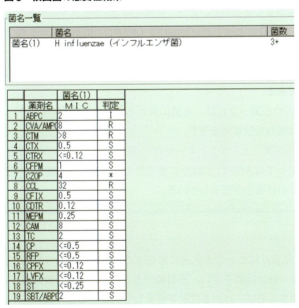

クラブラン酸/アモキシシリン（CVA/AMPC），セフォチアム（CTM），セファクロル（CCL）に耐性であるが，β-ラクタマーゼは非産生。ここでABPCが耐性であればBLNAR（β-ラクタマーゼ非産生アンピシリン耐性〈インフルエンザ菌〉）ということになるが，本例ではABPCが中間（I）であり，この時点ではBLNARの判定は保留される。投与中のCDTR-PIには感受性である。

略語　BLNAR：β-lactamase negative ampicillin resistan　β-ラクタマーゼ非産生アンピシリン耐性〈インフルエンザ菌〉

→④ 治療効果を評価する

本例は速やかに咳や呼吸困難などの症状が消退し，発熱がみられることなく回復した。

- インフルエンザ桿菌（*H.flu*）は基本的に気道親和性であり，典型的な肺炎を形成しにくい。したがって，胸部単純X線写真では明らかな陰影を認めない場合が多い。しかし，CTスキャンでは末梢に多発する斑状の淡い影（patchy-fluffy shadow）あるいは区域性の浸潤影が見られることがある。
- 本例でも，発熱や強い全身症状を伴わないことや酸素化の障害もないことから，一般的には気道感染と診断されても矛盾はない。しかし，喀痰が得られる場合には積極的にグラム染色による起炎菌の道程を行うべきである。

- インフルエンザ桿菌（*H.flu*）はグラム陰性の短桿菌でヒトの上気道に常在する。菌体が小さく多型性を有する。
- 本菌による感染症には副鼻腔炎，中耳炎，慢性下気道感染症，肺炎などの呼吸器感染症のほか，髄膜炎，敗血症などがある。
- 呼吸器感染症の原因となるインフルエンザ桿菌のほとんどは血清型がnon-typableの莢膜非保有株であるが，敗血症，髄膜炎は主に血清型がb型の莢膜保有株によって起こる。
- わが国におけるインフルエンザ桿菌のABPC耐性株の頻度は15〜45％であり，以前はβ-ラクタマーゼ産生菌が多くを占めていたが，近年ではβ-ラクタマーゼを産生せずにペニシリン結合蛋白（PBP）の変異によってアンピシリン（ABPC）に耐性を示すBLNAR菌の割合が多くなっている。
- 北米におけるABPC耐性株の頻度もわが国とほぼ同様であるが，耐性株のほとんどがβ-ラクタマーゼ産生株である。
- セフェム系抗菌薬のうち第一世代は，本菌に対する抗菌力が広域ペニシリンよりも劣るが，第二・第三世代では優れた抗菌力を示す。
- ニューキノロン系抗菌薬，β-ラクタマーゼ阻害薬配合型ペニシリンも良好な抗菌力を示すが，BLNAR菌に対してはABPCのほかに多くのセフェム系抗菌薬やβ-ラクタマーゼ阻害薬配合型ペニシリンの抗菌力が低下している。

まとめ　インフルエンザ桿菌（*H.flu*）はヒトの上気道に常在する呼吸器検体から分離されれば本症と診断しうるが，培養は一般に技術を要し，他の菌の混入により分離困難な場合もある。検査室にインフルエンザ菌感染の疑いがあることを伝えなければ，分離が困難な菌であることから，グラム染色による臨床的推定は重要である。

略語　PBP：penicillin-binding protein　ペニシリン結合蛋白

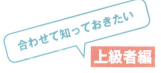

[*H.flu*の重症例を評価する]

経験的に，貪食像を示す例は重症であることが少なくない。

図7　A-DROP3点例の喀痰グラム染色所見

a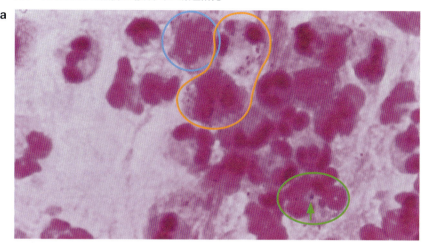

○：成熟した多形核白血球が出現し，胞体内に貪食された菌体が確認できる。
○：核の偏在が小さく，やや幼弱な白血球も貪食している。
　　市中肺炎の起炎菌としては，インフルエンザ桿菌と推定できる。
○：やや大型のグラム陰性球菌が貪食されているようにみえるが，形態から
　　Moraxella等のグラム陰性球菌と区別可能である。多形核白血球（PMN）核
　　の突起部分と考えられるが，白血球が集簇していない部分も確認すること。

b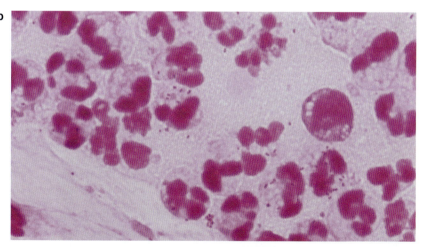

○：本例では活発（明瞭）な貪食像を認めるが，経験的にはインフルエンザ桿菌は
　　貪食像が見られにくい。一方，Moraxellaは貪食像が顕著であることが多い。

グラム陰性小桿菌あるいは短桿菌（gram negative coccobacilli*）とよばれ，標本中には球菌のように見える部分もあるが，菌体がきわめて小さいことも鑑別点である。

＊コッコバチライ coccobacilli ＝ coccus（球菌）のような bacilus（桿菌）という意味

> 上級者編

[喀痰検体における炎症強度と病期判定]

X線をみる前に肺炎の病期（phase）や経過がわかる。

図8　治療開始前の喀痰所見

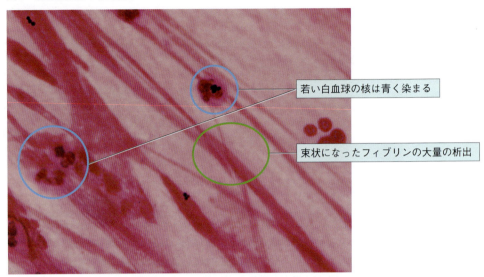

若い白血球の核は青く染まる

束状になったフィブリンの大量の析出

炎症組織では急性反応としてフィブリンが大量に産生される。グラム染色では視野の背景となるフィブリン析出所見として把握できる。炎症が強ければフィブリン析出は多く，太く濃い繊維の束様にみえる。炎症が改善すると束がほぐれてレース状に変化する。治療効果の指標のひとつである。

図9　抗菌薬投与による喀痰中細菌の変化

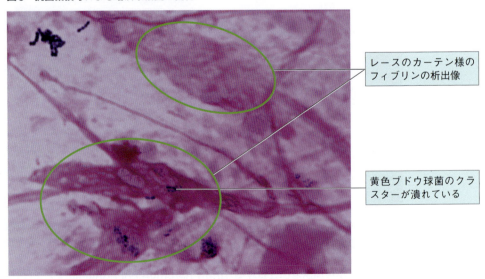

レースのカーテン様のフィブリンの析出像

黄色ブドウ球菌のクラスターが潰れている

抗菌薬投与開始翌日の喀痰所見である。黄色ブドウ球菌が凝集し，染色性が変化している。（染まりが悪い）ことから，投与している抗菌薬が奏効していると判断できる。

図10　炎症改善時の喀痰所見

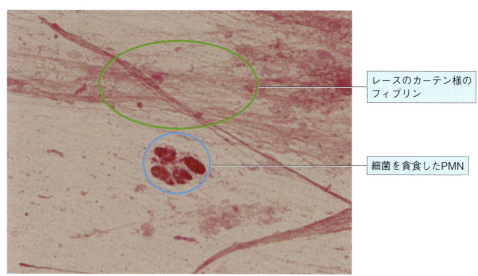

析出したフィブリンがレースのカーテン様に細くみえることから，炎症が沈静化し，消退傾向にあると判断できる。成熟した多形核白血球（PMN）の胞体内には，貪食された細菌が確認できる。

図11　治癒期（治療終了時）の喀痰所見

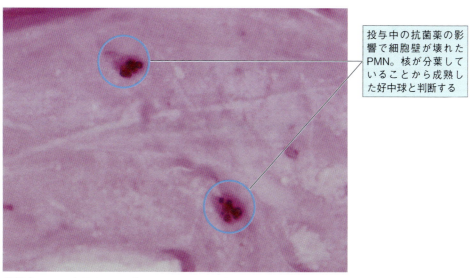

帯状あるいは糸状のフィブリンは確認されず，明らかな炎症所見は見られない。フレッシュな，または幼弱な好中球を思わせるPMNは確認できず，胞体が狭いPMNのみが散見される。

概論　薬剤抵抗性と多剤耐性菌について

　ブドウ糖非発酵グラム陰性桿菌（non-fermenting gram negative rod）は土壌，水系環境だけでなく，ヒトの皮膚や粘膜にも存在し，栄養分の乏しい湿潤環境でも増殖可能なため長期に生存する。Pseudomonas sp., Burkholderia sp., Acinetobacter sp., Stenotrophomonas sp., Chryseobacterium sp., Achromobacter sp.などが臨床検体からも検出され，医療機関における日和見感染菌として注意すべき菌である。感染症法では多剤耐性 *Pseudomonas aeruginosa* および新たに多剤耐性 Acinetobacter 属が5類感染症に指定されている。ムコイドタイプの緑膿菌や肺炎球菌は，薬剤の浸透性が低いとされ，ときに薬剤抵抗性を有するが多剤耐性株とは区別される。

● 多剤耐性緑膿菌（MDRP）

　多剤耐性緑膿菌の学術名称が，multi-drug resistant *Pseudomonas aeruginosa* であり，MDRPやMDRPAとも略記される。MDRPの感染症法における定義は，イミペネムなどのカルバペネム系，シプロフロキサシンなどのフルオロキノロン系，アミカシンなどの抗緑膿菌用アミノ配糖体系の3系統の抗菌薬に対し「すべて耐性」と判定された緑膿菌による感染症を「薬剤耐性緑膿菌感染症」として，定点施設からの報告が求められている（感性，耐性の判定基準はCLSI基準を用いる）。

1. MDRPは基本的に緑膿菌である。湿潤環境やヒトの腸管内に定着しやすい性質を有し，抗菌薬を多く利用する病院環境などに定着・まん延すると，長期間生息し消滅させることが難しい。
2. 現在，感染症の治療薬として認可，承認されているほぼすべての抗菌薬の効果が期待できない。特にMBLを産生する株は，効果が期待できる抗菌薬が複数存在するMRSAやVREより危険である。
3. MDRPは Serratia などと同じく「グラム陰性桿菌」に属し，エンドトキシンを産生するため，万一，敗血症や肺炎等を発症した場合，有効な抗菌薬の選択が困難となり，ショックや多臓器不全（MOF）を誘発し，死亡する危険性が高い。
4. 高齢者などで慢性の呼吸器疾患の患者さんや手術後の患者にMDRPが感染すると，除菌が困難となり，やがて肺炎などの起因菌となりうる。
5. MDRPは入院して抗菌薬治療を受けている患者さんの尿路系の臨床材料などから分離されることも多く，蓄尿バッグの処理や陰部洗浄などの際に周囲を汚染し，感染の拡大を招く危険性が高い。

略語
MDRA；multiple-drug resistant Acinetobacter　多剤耐性アシネトバクター
MRSA；methicillin-resistant *Staphylococcus aureus*　メチシリン耐性黄色ブドウ球菌
MBL；metallo-β-lactamase　メタロ-β-ラクタマーゼ
VRE；vancomycin resistant enterococci　バンコマイシン耐性腸球菌
MOF；multiple organ failure　多臓器不全
UN；urea nitrogen　尿素窒素
BNP；brain natriuretic peptide　脳性ナトリウム利尿ペプチド

呼吸器感染症

検体：喀痰　シブトイ菌の正体はグラ染でつかめ！

症例 5

72歳，女性
抗菌薬無効の緑膿菌？

72歳，女性。呼吸苦と胸痛を訴えて救急搬送された。体温 36.8℃。血圧 138/70。SpO_2 100％（リザーバーマスク12L/分）。HR110台。収縮期雑音あり，湿性ラ音あり。リウマチ治療のためステロイド内服。血液検査では好中球主体の白血球増加，貧血はなく，血小板数の減少も認めない。凝固検査に異常なく生化学検査ではCRP軽度上昇。組織からの逸脱を示唆するLDH高値がある。クレアチニン値は正常域にあるが，脱水傾向のためUNは高値。同時にBNP高値より心負荷の存在が疑われる。

図1　来院時 胸部X線写真

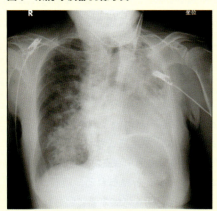

感染症関連検査では，血液培養陰性，カリニDNA陰性で*Pneumocystis jirovecii*感染は否定的である。キノロン系抗菌薬パズフロキサシン（PZFX）500mg×2回＋ホスフルコナゾール200mg×1回で治療が開始された。

左肺の機能廃絶状態に伴う拘束性換気障害を背景に，右肺に肺炎を発症したことで急性増悪したと考えられる（**図1**）。

図2　入院時喀痰グラム染色所見

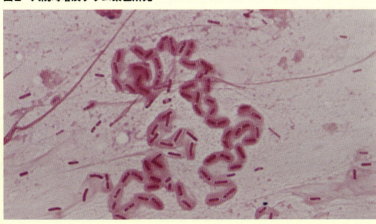

抗菌薬の整理

パズフロキサシン（PZFX）：国産初のニューキノロン系抗菌薬であり，強力な抗緑膿菌作用を有している。
ホスフルコナゾール：抗真菌薬のトリアゾール系に分類される。フルコナゾールと比べると投与液量が少なく，液量負担が軽減される。

① 感染の可能性を評価する

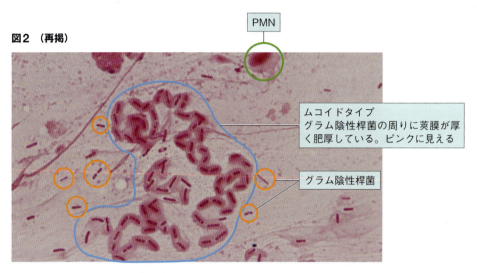

図2 （再掲）

同一検体でムコイドタイプのグラム陰性桿菌のクラスター（集簇）が見られる。周囲には通常の非ムコイドタイプの緑膿菌も見られる。菌体の観察には，顕微鏡視野で塗抹が薄い部分にある菌体やPMNが独立している像の周囲をよく観察する必要がある。

② 起炎菌を推定する

- 標本中のグラム陰性桿菌は腸内細菌科の菌体より細長く，ムコイドタイプであることから，第一に緑膿菌（*Pseudomonas aeruginosa*）が推定される。*P. aeruginosa*の培養には3日以上を要するので，グラム染色による菌種の推定や治療効果判定はより迅速で有用である。
- 視野中の*P. aeruginosa*には非ムコイドタイプも見られる。莢膜が厚いムコイドタイプ*P. aeruginosa*には，作用点が異なる抗菌薬併用を考慮することも有用で，抗菌薬の効果をグラム染色による菌形状の変化として観察することが必要となる。
- ムコイドタイプの陰性桿菌には2菌種あり，*P. aeruginosa*と肺炎桿菌（*Klebsiella pneumoniae*）が知られている。*K. pneumoniae*は腸内細菌科で，太く丸みを帯びた，やや角ばった桿菌である（⇒p.19 Key Figure）。ここではより細長く見える桿菌であることから緑膿菌と推定した。

ムコイドタイプ
多糖体の厚い莢膜。バイオフィルム化（アルギネートとよばれる粘性物質を産生）する。好中球の貪食作用から逃れる。抗菌薬の浸透を阻む。急激な増悪→ 肺胞を埋め尽くすように増殖。呼吸器感染症（特に緑膿菌・肺炎球菌・肺炎桿菌・大腸菌）などでみられる。

⋯→ ③ 治療薬を選択する

ムコイドタイプは莢膜が厚い。それが微生物にとってはバリアーとなって菌体内に抗菌薬が到達しにくくなる。そのため，細胞壁合成阻害薬であるピペラシリン（PIPC）と菌のDNA合成阻害薬のパズフロキサシン（PZFX）を併用して異なる作用点を攻撃することで殺菌を期待する。グラム染色の視野には真菌を認めないことから，抗真菌薬を中止し，PZFX 500mg×2＋ホスフルコナゾール 200mg×1 から PIPC 2g×3＋PZFX 500mg×2に変更した。

図3 薬剤感受性検査の結果

菌名
Pseudomonas aeruginosa

	薬剤名	MIC 菌名(1)	判定
1	PIPC	<=8	S
2	CPZ	<=2	S
3	CAZ	<=1	S
4	CPR	<=2	S
5	CFPM	<=1	S
6	CZOP	<=1	S
7	CFS	<=2	S
8	LMOX	<=8	*
9	FMOX	32	*
10	IPM/CS	<=0.5	S
11	MEPM	<=0.5	S
12	AZT	<=1	S
13	GM	<=1	S
14	TOB	<=1	S
15	AMK	<=4	S
16	ISP	<=2	S
17	MINO	<=1	*
18	CP	<=8	*
19	FOM	>16	R
20	CPFX	<=0.25	S
21	TFLX	<=0.5	S
22	LVFX	<=0.5	S
23	ST	<=2	*
24	SBT/CPZ	<=4	S

> ムコイドタイプの粘液と厚い莢膜は，菌自体の抗原性を隠匿する効果があり，生体防御作用から逃れる働きもあると言われている。強毒性でありながら，慢性持続感染が成立するのはこれらの特徴が関与していると考えられる。

ムコイドタイプ P.aeruginosa の多くは抗菌薬の効果が得られにくいものの，いわゆる薬剤耐性傾向は示さない。

PIPCにも充分な感受性（S）があり，PZFX自体はリストにないが，同系統薬剤であるレボフロキサシン（LVFX）に感受性（S）であることから，PZFXにも感受性を有すると推定される。

基準薬に対する感受性結果を同系薬に準用することは感染症診療の基本的な約束事であり，この原則を知っていれば，自分が使用したい薬剤そのものの感受性結果を求めたり，報告にある薬剤のみを選択したりする必要がないことがわかる。

表1 CLSI標準法による薬剤感受性検査結果の解釈

カテゴリー	解釈
S（susceptible）感性	推奨される投与方法・投与量で，その抗菌薬が到達しうる体内濃度で菌の増殖を阻止でき，治療による臨床効果が期待できる。
I（intermediate）中間	SとRの中間の成績。一般には治療に選択しない方がよい。その菌のMIC値が通常到達可能な血中および組織内濃度に近いMICを示すので，その効果は感性の菌よりも低い。ただし，抗菌薬が生理的に濃縮される場合（尿中の新キノロン系薬やβ-ラクタム系薬）や大量投与が可能な抗菌薬（β-ラクタム系薬等）は使用できる可能性がある。
R（resistant）耐性	通常の投与スケジュールでは，その抗菌薬が到達しうる体内濃度で菌の増殖を阻止できず，治療による臨床効果が期待できない。

CLSI標準法である微量液体希釈法による検査結果はMIC（最小発育阻止濃度）値と解釈が報告される。MICは菌の増殖の抑制に必要な抗菌薬の最小濃度である。解釈はMIC値に応じて，ブレイクポイント（抗菌薬に対する感性と耐性の境界値）によりS（感性），I（中間），R（耐性）の3種に区別し，その抗菌薬が到達しうる体内濃度で菌の増殖阻止が可能かどうかを示す。Sは標準的投与（方法と量）で到達可能で臨床効果が期待できることを意味する。一方，Rは標準的投与では菌の増殖を阻止できず，治療効果が期待できないことを意味する。

➡ ④ 治療効果を評価する

PIPC+PZFX投与後の治療効果をグラム染色で追いかける。

図4　投与3日後の喀痰グラム染色所見

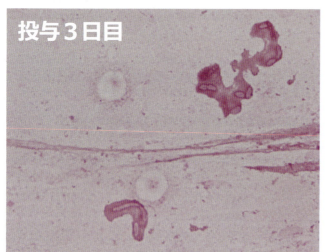
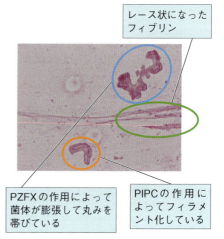

- 〇（オレンジ）：セフェムやペニシリン系PIPC等の作用点は細胞壁合成阻害であり，作用すると菌体が長く伸びる。これをフィラメント化という。PIPCの効果を認める。
- 〇（青）：キノロンのPZFXの作用点は菌体内のDNA合成阻害であり，作用すると菌体が膨張して丸みを帯びることがある。
- 〇（緑）：フィブリンの析出が弱くなり，レースカーテン状になって炎症反応が沈静化していることを意味している。

図5　投与7日目で気管切開後の吸引痰のグラム染色所見

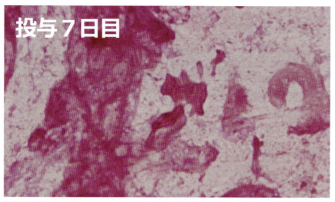
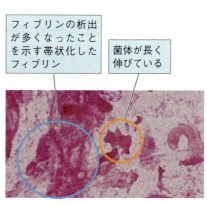

- 〇（オレンジ）：PIPC等のβ-ラクタム系抗菌薬（セフェム，ペニシリン）の作用点は細胞壁合成阻害であり，細胞壁障害で形状が維持できなくなり，菌体が長く伸びている。
- 〇（青）：気管切開後に炎症反応が強くなり，フィブリンの析出は増加し幅広い帯状である。

抗菌薬の整理

ピペラシリン（PIPC）：緑膿菌にまでスペクトラムを拡げたペニシリン。良好な抗菌力を保っているが，わが国の標準投与量はやや少ない。β-ラクタマーゼ阻害薬を配合したゾシンの主成分である。

図6　投与12日目の吸引痰のグラム染色所見

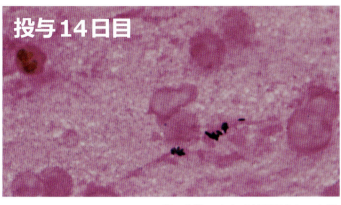
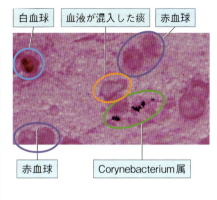

- ○：多数の赤血球が確認され，血性（血液混入）痰であることがわかる。
- ○：PMNは見られるが貪食している像は認めない。
- ○：グラム陽性に染まる小型の桿菌がみられ，口腔内常在菌で多剤耐性のCorynebacterium属と推定される。抗菌薬長期投与グラム染色所見では，このようにCorynebacterium属や真菌のみが残存する像を認めることが多い。Corynebacterium属のジフテリア菌（diphteroid）は菌体がやや長い形状であることや，背景から否定的であり常在菌と判断した。本症例はこの時点では抗菌薬療法が奏功していると判断された。

図7　投与25日目 吸引痰のグラム染色所見

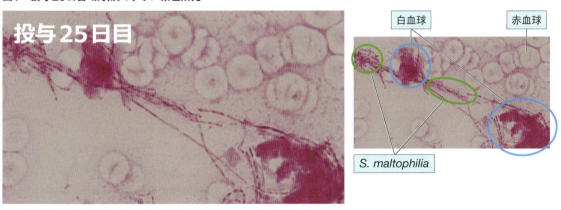

長軸方向に長く連なる多数のグラム陰性桿菌がみられる。菌の形態や配列，染色性から*Stenotrophomonas maltophilia*を疑う像である。染色性が不均一であるのは*S.maltophilia*のグラム染色上の特徴であり，増殖能は保たれていると考えられる。*S.maltophilia*は低栄養状態や免疫不全等による菌交代現象の際に最終局面で出現する菌として頻度が高い。カルバペネム系に自然耐性菌で，ほとんどの抗菌薬に耐性である。そのため，*S.maltophilia*の検出例は多くの場合不幸な転機をたどる。

ステノトロフォモナス・マルトフィリア　*Stenotrophomonas maltophilia*
グラム陰性桿菌の中で最も強く耐性を示す菌であり，一般に病院の水回りなどに生息する。緑膿菌グループに属し，多くは抗緑膿菌薬にも耐性である。

| 概論 | 結核・抗酸菌感染症とグラム染色の役割 |

結核診断のための原則的事項

● 結核は今も身近に存在する

　ヒト型結核菌（*Mycobacterium tuberculosis*）はヒトを唯一の宿主とし，空気感染により経気道感染する。感染者の85％は感染後2年以内に発症し，一生のうちに約10〜15％が発症するが，ほかの多くの感染者は潜伏状態で体内に留まる。終生免疫は成立せず再感染する例もある。

● 常に結核の存在を意識する

　最も頻度が高く，社会的にも問題となる肺結核の自覚症状は咳嗽，喀痰，発熱，胸痛，血痰などで，他の呼吸器疾患との鑑別はしばしば困難であることから，一般に2週間以上，呼吸器症状が続く例は喀痰検査，胸部画像診断検査などを行うべきである。

　肺結核が疑われる患者の喀痰検査は3日間連続で塗抹・培養検査を行い，迅速同定検査である核酸増幅（PCR）法を1回以上加える。培養で菌の発育がみられた場合は必ず薬剤感受性検査を実施し，適切な治療期間や薬剤選択を行う根拠とするとともに，併存症や病歴に配慮して通院治療への移行時期を判断する。

● 治療の時代背景と発症リスク

　結核の治療は不十分な治療期間やリファンピシン（RFP），イソニアジド（INH）を用いない時代の治療歴を有する患者ではしばしば再発がみられ，心不全や腎不全，糖尿病や担がん状態による低栄養など，細胞性免疫の低下時にはさらに発症のリスクが高い[1]とされることから，グラム染色を行う際にはZiehl-Neelsen染色や蛍光染色などの特殊染色を追加すべきである。

● グラム染色をどのように活かせばよいか

　特殊染色を用いない限り結核菌の効率的発見は困難だが，すべての検体で特殊染色を行うことは非効率である。そこで，グラム染色を行う際にも抗酸菌の存在を常に疑い，明確な起炎菌が見られない場合や本来見られるはずの白血球の出現が少ないなどの所見，また，抗酸菌はグラム染色性がきわめて悪いことから，染色液が菌体に到達しないため透明に見える"抗酸菌の幽霊＝ゴースト・マイコバクテリア（ghost of mycobacteria：GOM）"像も手がかりになる。

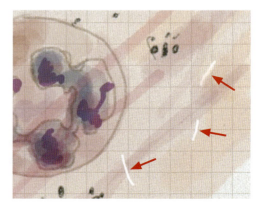

ゴースト・マイコバクテリア像（→）

検体：喀痰　慢性心不全患者のキノロン系に不応の発熱？

症例 6

83歳，女性
緩徐に進む呼吸器症状

呼吸器感染症

症例6：*Mycobacterium tuberculosis*

83歳，女性。数年前から心不全に伴う低酸素血症の診断で，2L/minの在宅酸素療法を開始し，以後，症状は安定していた。3カ月前から倦怠感と食思不振を自覚。2カ月前からは喘鳴が出現し，湿性咳嗽を伴うようになり，近医で診療を受けていた。近医では下気道感染が疑われ，プルリフロキサシン（PUFX）の処方を受けたが，一時的に改善が得られるが症状は持続するため，紹介の2日前に近医を再受診した。同日の胸部X線写真で左肺門部陰影を指摘され，当院救急医療科に紹介となった。

図1　入院時の胸部X腺画像
a. X線像

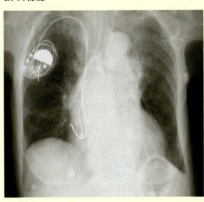

b. CT像

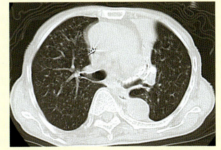

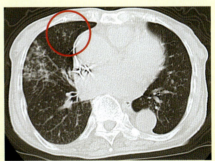

肺野にびまん性の粒状影を認め，左肺舌区に無気肺が見られる。肺門から気管支に沿って広範な石灰化が見られる。また，S4末梢には局所的にtree-in-bud sign，S6には淡い浸潤影を認める。

→① 感染の可能性を評価する

画像診断所見から肺がんや肺結核が疑われたが，診療時間外で詳細な検査は困難のため，緊急採血検査と下気道感染否定のための喀痰グラム染色を行った(図3)。

図2　入院時の採血データ

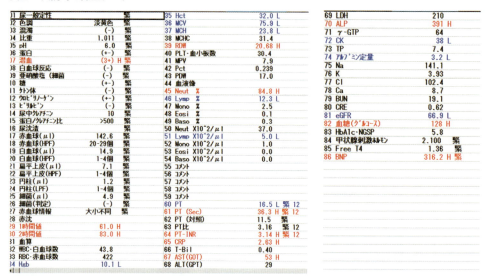

尿定性検査では潜血が3+，血算ではヘモグロビン(Hgb)低値で小球性貧血がみられる。白血球数は増加していないが，白血球分画では好中球優位でCRPも軽度上昇，赤沈は亢進しており急性炎症の存在は否定できない。ワルファリン服薬の影響とみられる，PTが延長しPT-INRの高値がある。同時にBNPも高値(BNP　200pg/mL以上)で基礎疾患の慢性心不全に矛盾しない。

図3　喀痰のグラム染色所見

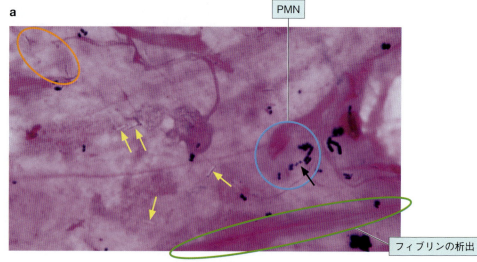

多形核白血球(PMN)の出現は見られないものの，フィブリンが出現し炎症の存在を示唆する。グラム陽性に染まる大小のレンサ球菌，双球菌がみられ，背景には陰性桿菌を思わせる像もある。背景のピンク色が抜けて見える部分がある(矢印)。

b

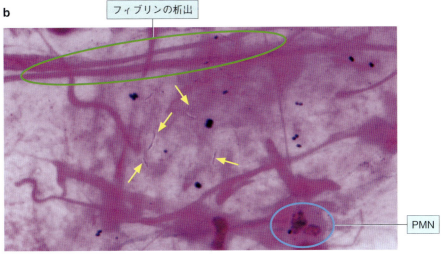

フィブリンの析出

PMN

○：視野全体に帯状のフィブリン析出を認め，急性炎症に矛盾しない。
○：PMNに貪食されているようにみえるグラム陽性の球菌を認めるものの，詳細に観察すると細胞質ではない。ピントを移動させて観察すると偶然PMNの核に重なる位置にあることが確認できる。

> 貪食はあくまで細胞質で行われることを忘れてはならない。

⇨：ガラスのすり傷のように白く透けてみえる"ゴースト・マイコバクテリア（GOM）"像を認める。菌体は細かく蛇行しており，結核菌を疑わせる。

c

フィブリンの析出

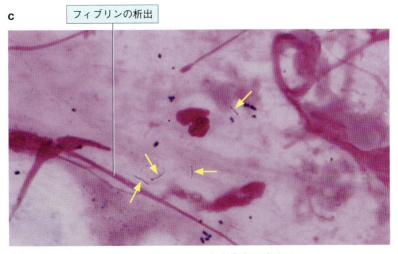

全体的に帯状のフィブリンの析出を認め炎症像を示唆する。
⇨："GOM"像を認める。菌体が捻れた糸くずのように見える。

結核菌は好中球に貪食されることはほとんどない。一般細菌とは逆に貪食像を探すのではなく，炎症細胞が少なく無機質な部分を観察してみることで発見できることがある。

╍╍▶ 2 起炎菌を推定する(1) Ziehl-Neelsen 染色

- 入院時の喀痰培養では，常在菌とCandidaのみが分離され，起炎菌と考えられる結果は得られなかったが，グラム染色に続いて行ったZiehl-Neelsen染色では結核菌が推定される抗酸菌が検出された。
- 結核菌の同定には培養が必要だが，本例ではZiehl-Neelsen染色による喀痰塗抹検査でガフキー8号相当の排菌を認め，3日後にはPCR法によりヒト型結核菌と同定された。2週間後には抗酸菌培地（小川培地）にコロニーの発育を認め，Mycobacterium抗原迅速キットを用いて，ヒト型結核菌であることを再度確認した。

図4 入院時 喀痰 Ziehl-Neelsen 染色

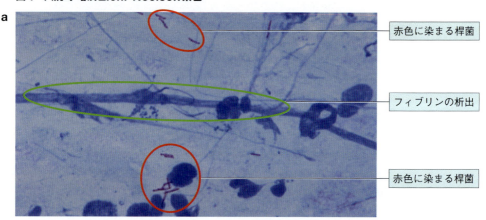

- 〇：Ziehl-Neelsen染色でもフィブリンの析出が観察される。
- 〇：赤色に染まる桿菌を多数認める。結核菌のみでなく抗酸菌群はZiehl-Neelsen染色ではフクシンで赤く染まるため，菌体観察だけではヒト型結核菌かその他の抗酸菌かを区別できない。

> 確定診断は，PCR法による遺伝子検索や抗酸菌培養による同定を待つ必要がある。

╍╍▶ 3 治療薬を選択する

初回治療ではリファンピシン（RFP），イソニアジド（INH）を含む3剤以上の抗結核薬（RFP，INH，エタンブトール〈EB〉，ピラジナミド〈PZA〉またはストレプトマイシン〈SM〉）を併用する。RFPが使用される以前の治療歴がある中断例や再発例では耐性菌の可能性があり，感受性検査を急ぐ必要がある。結核菌の薬剤感受性試験は培養が前提となるため時間を要するため標準的薬剤で治療を開始する。抗結核薬は種類が限定されるため耐性を生じさせずに治療を完了するために多剤同時併用が必須である。

図5 薬剤感受性検査の結果

	薬剤名	菌名(1) 濃度(低)	濃度(中)	濃度(高)
1	SM	10 S		
2	KM	20 S		
3	EB	2.5 S		
4	RFP	40 S		
5	CS	30 S		
6	EVM	20 S		
7	PAS	0.5 S		
8	ETH	20 S		
9	INH	0.2 S		
10	INH	1.0 S		
11	LVFX	1.0 S		

図4

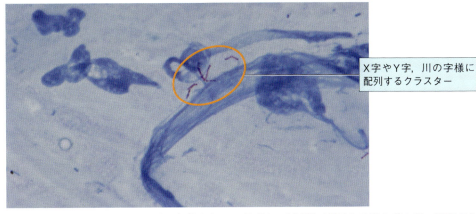

○：結核菌は数個がX型，Y型に交差または平行（川の字）型に配列する傾向があり，確認されれば結核菌の可能性が高まることから，院内感染対策上も重要な所見である。

▶ 4 治療効果を評価する

既往歴として治療不十分な肺結核が疑われたが，感受性検査では耐性結核菌ではなかった。

▶15病日

投与開始後2週間を経過し，排菌の有無を喀痰の抗酸菌染色・培養検査を3日間連続実施することにより確認した。

> 抗酸菌染色および培養の感度・特異度，喀痰検体の質が検査（検出）結果に大きく影響することから，単回検査による経過判断は困難であり，3回連続検査を基本とすべきである。

3回の連続検査の結果は，それぞれガフキー5号，2号，陰性であったが，2週間の抗結核薬投与では排菌が持続していた。3回の結果には大きな差があり，検体によって排菌量に差があることがわかる。単回の喀痰検査では排菌停止の判断は困難であることがわかる。高齢であり，慢性心不全による免疫低下が推定されることから入院治療を継続することとした。

▶29病日

通院治療への移行の可否を判断する目的で排菌チェックが行われた。喀痰が得られない場合は胃液の採取も考慮することとしていたが，薬剤耐性を有していない結核菌は多剤併用療法を行えば2週間程度で感染性を失うとされており，すでに感染性は問題にならないレベルにあると推定された。しかし，3日間連続検痰の結果はそれぞれガフキー3号，陰性，陰性であった。本例は再発例であるため，慎重を期して入院継続となった。

▶53病日

3度目の排菌チェックでは，3回連続でガフキー陰性であった。副作用，治療期間，検査結果を踏まえて外来治療に移行可能と判断された。退院後は9カ月の治療継続が行われた。

結核症の迅速な治療開始のためのグラム染色

- 本例はグラム染色所見から結核菌を疑い，Ziehl-Neelsen染色でガフキー8号相当の抗酸菌が確認された。画像所見と臨床症状から肺結核症と暫定診断し，直ちに抗結核薬の投与を開始した。高齢であることを考慮し，投与薬は4剤併用（INH＋RFP＋EB＋PZA）を用いず，3剤併用（INH＋RFP＋EB）で開始された。いずれも標準療法であるが，必要治療期間は前者は6カ月，後者は9カ月が標準である。
- 一般に高齢者は代謝能力が低下しており[2]，ほかの治療薬との相互作用が生じる可能性が高く，青年層と比較すると耐性菌による結核の頻度は多くないとの理由からINH＋RFPのみで6～9カ月治療することを推奨する研究者もいるが，エビデンスは十分でない。1997年の全国調査では高齢者における耐性菌頻度は青年層と差がないことが示された。少なくとも感受性検査の結果が得られるまでは多剤併用療法を行うべきであろう。

■文献

1) 和田雅子：高齢者の結核．結核予防会結核研究所．http://www.jata.or.jp/rit/rj/project5.pdf
2) 重藤作成原案：結核の入院と退院の基準に関する見解．厚生労働省 http://www.mhlw.go.jp/shingi/2004/11/s1129-8b.html

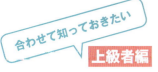

上級者編
[抗酸菌の深読みテクニック]

図6 Ziehl-Neelsen（Z-N）染色による開放性肺結核例の喀痰所見
結核菌が多量に含まれる喀痰検体は，組織破壊に伴う出血による赤血球を含むことから肉眼的に褐色調を呈する傾向がある。写真の喀痰検体は暗褐色でZ-N染色所見ではガフキー9号であった。

a

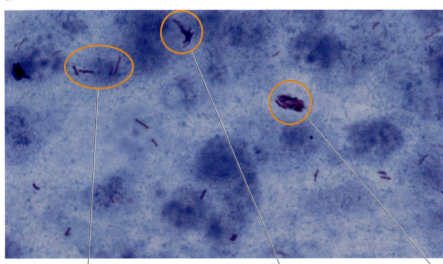

菌の形状を観察するためには，単一の菌体を探す。菌体は桿状ではあるが，直線的（まっすぐ）でなく，湾曲（くねり）や蛇行がある

結核菌は数個のクラスターでX字やY字，あるいは川の字型に配列して見えることが検鏡上の特徴で，このようなクラスターは結核菌の可能性が高まる

多数の菌体からなる束状のクラスターである

b

クラスターはX字，Y字，川の字に配列し，結核菌を疑わせる

同じ検体でも観察ポイントで染色性が異なり，点状に染色される場合がある

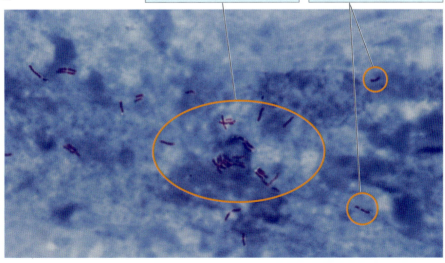

喀痰検体における褐色調（赤錆色）の肉眼所見は，病理学的に組織破壊が強く赤血球を混じやすい病態である肺化膿症や肺膿瘍等でも経験する。写真の視野はガフキー8号の所見である。

図7　MAC感染症の喀痰検体（Ziehl-Neelsen染色）

a

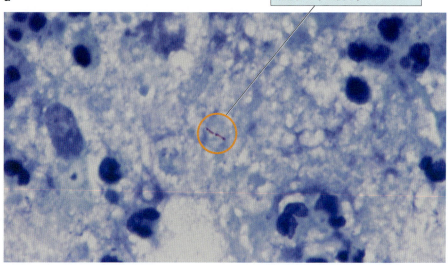

結核菌と同様に不均一な点状の染色性を示す例も多い

b

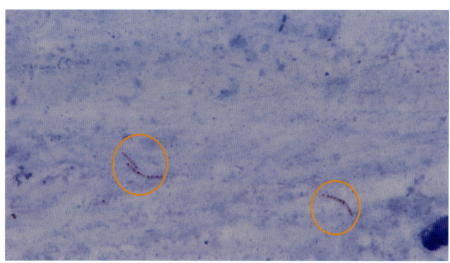

非結核性抗酸菌症（NTM症）の多くが肺病変を形成するが，ときにリンパ節，皮膚，骨などを侵し，まれに全身播種を生じる。原因菌はマイコバクテリウム・アビウム（Mycobacterium avium）とマイコバクテリウム・イントラセルラーレ（M.intracellulare）で，全体の約80％を占める。性状が類似してることから一括してM.avium complex（MAC）とよばれる。

略語　NTM；nontuberculous mycobacterial infection　非結核性抗酸菌症

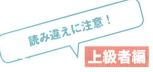

[抗酸菌の深読みテクニック]

高齢者や誤嚥性肺炎例などでは，内服中の薬剤結晶が喀痰に含まれることがある。その場合，無構造で生体由来の物質とは区別できる多角形結晶や針状結晶などが標本中に見られることがある。

図8　誤嚥性肺炎の喀痰検体（グラム染色）

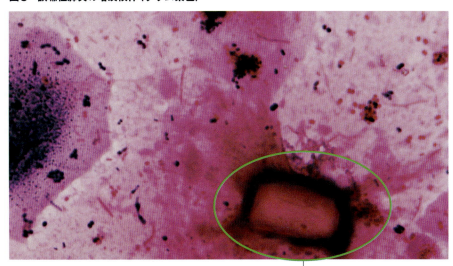

薬剤の内服中に誤嚥を生じた患者の喀痰では，喀痰中に結晶物を認めることがある。同一視野の口腔内細菌群や上皮細胞とともに嚥下障害（誤嚥）の存在を疑うべきである

結核菌は染色性が極端に低いため，背景に対して線状の透明部分（菌体の形に透き通る）として観察される場合があるが，薬剤の結晶も同様に見える例があるので注意を要する。

図9　誤嚥性肺炎例に見られた，偽の"ゴースト・マイコバクテリア（GOM）"像

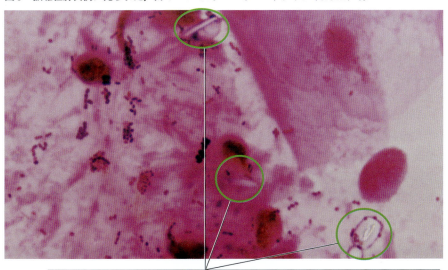

染色液が削り取られたように白く透けて見え，染色性の悪い菌体が透けて見える"GOM"像に似るが，周囲の細菌と比較してはるかに大きい。形態がそれぞれ異なるうえ長方形や三角形など直線的な所見を呈することから薬剤結晶と推定でき，周辺の口腔内常在細菌や上皮細胞から誤嚥性肺炎と診断した例である

概論　不明熱のとらえ方とグラム染色の用い方

　不明熱の定義は種々あるが，1) 38.3℃以上の熱が3週間以上持続，2) 3日間の入院精査あるいは3回の外来診療で原因不明の発熱，である。臨床検査や画像診断により，腫瘍熱や潜在的感染症の比率が減少，反対に非感染性炎症疾患と診断未確定疾患が増加しているとされる。しかし，3大不明熱として鑑別すべき疾患は今でも感染症，悪性腫瘍，膠原病である。不明熱症例では除外診断が重要であり，身体所見などに特徴的所見を欠く場合には頻度の高い病態からアプローチすべきである。

● 潜在性感染症の除外

　古典的不明熱の原因としては感染性心内膜炎があり，頻回の血液培養と心エコー検査に至る以前に，基本的な聴診が重要である。ウイルス感染症は感度の高い抗原検出検査キットが普及しているものの臨床所見との矛盾に留意する必要がある。病歴不明の患者や他疾患で入院中の患者においては，医療機関や薬剤に関連する不明熱，好中球減少性不明熱，HIV関連の不明熱に留意する。また，いまだ中等度まん延国である日本では結核に最大の注意を要する。肺内，肺外，粟粒結核のすべてを念頭に置く。

● グラム染色がどこで活きるか

　非侵襲的な画像診断検査で除外しきれない原因病巣は，侵襲的な検査を実施せざるを得ない。しかし，同時にあらゆる体液や分泌液について細菌学的検査を行うことが除外の基本である。血液培養は言うまでもないが，本書で取り上げられている，「喀痰」「尿」「便」「滲出液や膿」「穿刺液」についてはグラム染色を行って臨床推論を進めることが重要である。その際の目的は「陽性所見」すなわち起炎菌の検出だけでなく，「あるべきものがある。あってはならないものが観察される」という情報が重要である。特に，軽微であっても症状がある臓器については排泄物や体液の染色が有用である。

● 鑑別診断の基本的考え方

1. 緊急性のある疾患から考える：敗血症，壊死性病変，急性喉頭蓋炎
2. 治療が遅れると予後の悪い疾患から考える：敗血症，細菌性髄膜炎
3. 頻度の多いものから考える
4. リスクファクターから考える：免疫不全症，先天性心疾患，デバイス
5. 病歴，身体所見がある疾患，臓器から考える：
   1) 宿主因子・周生期を含む既往歴，ワクチン歴，薬剤歴，輸血歴，sick contact，海外渡航歴，ペット飼育*・接触歴が重要である。海外旅行歴は腸チフス，マラリア，デング熱と関連する。薬剤の服用歴では，健康食品や漢方薬を含めて病院で処方される薬品以外の服用も確認する。基礎疾患についても詳細な病歴聴取が診断の手がかりになる。

   *ネコひっかき病：*Bartonella henselae*による人畜共通感染症（⇒p.151）

   2) 臓器局在診断：ROSの情報に基づき感染臓器を想定し，ハイリスク部位を重点的に診察する。鼓膜，眼底，肛門周囲の所見も見逃さない。画像診断には胸部正面・側面X線（肺炎，胸膜炎），心臓超音波検査（感染性心内膜炎），腹部超音波検査（虫垂炎，水腎症），腹部造影CT（リンパ節腫脹，肝膿瘍，急性巣状腎盂腎炎），MRI（骨・関節炎），シンチグラフィ（ガリウム，テクネシウム）などを用いる。

略語　ROS；review of systems　系統的身体診察

呼吸器感染症

検体：喀痰　未診断感染症と不明熱とは本質的に異なる

症例 7　78歳，女性
病巣不詳の感染症？

78歳，女性。過去の脳梗塞，関節リウマチなどにより寝たきりの生活を行っている。胃潰瘍による吐血および下血により消化器内科に救急搬送された。

入院後，胃潰瘍に対して内視鏡による止血薬散布の処置が行われたが，入院当初より発熱が続いており，経験的に抗菌薬のセファゾリン（CEZ）1g×2が継続投与されていた。

図1　入院時胸部X線画像

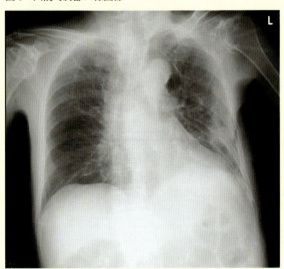

左肺の含気が少なく，横隔膜の相対的上昇があることから，左下肺には部分的含気不足や実質（肺胞充満）性病変の存在が疑われる。左肺野外側にも浸潤影を疑わせる透過性低下があるが，肺区域との一致性はなく，肩甲骨と皮膚軟部組織陰影と考えられる。また，心拡大や肺うっ血，胸水は認めない。

⋯→ ① 感染の可能性を評価する

- 一般検査では消化管出血に基づくと考えられる貧血を認めたほか，WBCが高値で好中球が96％を占めた．CRPも高値で炎症の存在は明らかであった．発熱症状とともに胃潰瘍のみでは説明不能な所見があり可能性としては感染症が最も疑われる．ただし，腹部症状に乏しく，腹部所見でも筋性防御やイレウス所見を認めないことから，原疾患に対する処置や消化管穿孔に伴う腹膜炎等の疑いは少なく，この段階では部位不詳の感染症が疑われ，抗菌薬の経験的投与が行われた．

⋯→ ② 起炎菌を推定する

- 経験的なCEZの投与は周術期の予防投薬と同様にグラム陽性菌やCEZに感性のブドウ球菌属，レンサ球菌属，肺炎球菌，大腸菌，肺炎桿菌，*Proteus mirabillis* などを想定して行われる．この時点では，グラム染色の対象となる検体の提出はなく，評価できなかった．

⋯→ ③ 治療薬を再選択する

- しかし，9病日に38.9℃の発熱と上腹部痛を認めたことから，血液検査が行われた．発熱が持続しているにもかかわらず，WBCは低値を示し，正球性貧血と血小板減少が出現，すなわち汎血球減少の状態であった．また凝固異常を伴いDICも疑われる（図2）．

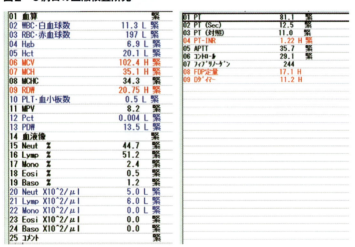

図2　9病日の血液検査所見

- 本例は好中球の絶対的減少を予測しうる病態ではなく，発熱性好中球減少症（FN）の定義には当てはまらない．しかしながら，汎血球減少を伴う全身性の重症感染症と播種性血管内凝固を疑う状況である．そこで，抗菌薬をCEZからパニペネム/ベタミプロン（PAPM/BP）0.5g × 3に変更した．

略語　DIC；disseminated intravascular coagulation　播種性血管内凝固症候群
FN；febrile neutropenia　発熱性好中球減少症

→ ④ 治療効果を判定する（1）

- 12病日の内視鏡検査では，新たな異常を認めず．活動性の出血も認めない．炎症反応の悪化やWBCも17,500と増加したことから，感染症が要因と考えられた．同時に炎症反応は高値であり，全身炎症の持続が考えられる**（図3）**．自然喀出の喀痰検体は得られていない．
- この時点では尿比重は高く，腎機能（濃縮能）が保たれていることを示している．膀胱カテーテルを留置していない状況で尿中に白血球を認め，細菌および真菌もみられる．PAPM/BPの広域スペクトル抗菌薬が継続的に投与されているにもかかわらず，細菌尿，真菌尿および顕微鏡的膿尿である．白血球数は高値を示しているが，G-CSF製剤投与による反応性の増加として矛盾しない．アルブミンが低値であり，蛋白の漏出や栄養状態の悪化の影響を考える．

図3　12病日の血液検査所見

01	尿一般定性		緊	35	MCHC	34.0	緊	
02	色調	黄褐色	緊	36	RDW	17.14 H	緊	
03	混濁	(−)	緊	37	PLT・血小板数	7.8 L	緊	
04	比重	1.040 H	緊	38	MPV	12.0 H	緊	
05	pH	6.0	緊	39	Pct	0.093 L	緊	
06	蛋白	(+) H	緊	40	PDW	18.8 H	緊	
07	潜血	(−)	緊	41	血液像		緊	
08	白血球反応	(−)	緊	42	Neut %	89.4 H	緊	
09	亜硝酸塩（細菌）	(−)	緊	43	Lymp %	7.1 L	緊	
10	糖	(−)	緊	44	Mono %	3.3	緊	
11	ケトン体	(−)	緊	45	Eosi %	0.1	緊	
12	ウロビリノーゲン	(+-)	緊	46	Baso %	0.1	緊	
13	ビリルビン	(+) H	緊	47	Neut X10^2/μl	156.0 H	緊	
14	尿クレアチニン	10	緊	48	Lymp X10^2/μl	12.0 L	緊	
15	蛋白/クレアチニン比	>=500 H	緊	49	Mono X10^2/μl	6.0	緊	
16	判定		緊	50	Eosi X10^2/μl	0.0	緊	
17	赤血球（目視）	1-4個	H5	51	Baso X10^2/μl	0.0	緊	
18	白血球（目視）	5-9個		52	コメント		緊	
19	扁平上皮（目視）	1-4個		53	コメント		緊	
20	硝子円柱（目視）	1個未満		54	コメント		緊	
21	細菌（目視）	(+)		55	コメント		緊	
22	酵母様真菌	(2+)		56	コメント		緊	
23	赤血球（μl）		緊	57	Myero	1.0		
24	白血球（μl）		緊	58	Seg	87.0 H		
25	扁平上皮（μl）		緊	59	Lymp	1.0 L		
26	円柱（μl）		緊	60	Mono	1.0		
27	細菌（μl）		緊	61	Eosi	8.0 H		
28	血算			62	Baso	2.0		
29	WBC・白血球数	175.0 H	緊	63	有核赤血球	1		
30	RBC・赤血球数	217 L	緊	64	コメント	大小不同		
31	Hgb	7.3 L	緊	65	コメント	有核RBC		
32	Hct	21.3 L	緊	66	コメント	過分葉		
33	MCV	98.2	緊	67	CRP	12.42 H	緊	
34	MCH	33.4	緊	68	T-Bil	0.52	緊	
69	AST(GOT)	29	緊					
70	ALT(GPT)	6	緊					
71	LDH	421 H	緊					
72	ALP	229	緊					
73	γ-GTP	37	緊					
74	TP	4.0 L	緊					
75	アルブミン定量	1.9 L	緊					
76	Na	129.9 L	緊					
77	K	3.35 L	緊					
78	Cl	97.5 L	緊					
79	Ca	7.2 L	緊					
80	BUN	24.2 H	緊					
81	CRE	0.89	緊					

図4　12病日の胸部X線画像

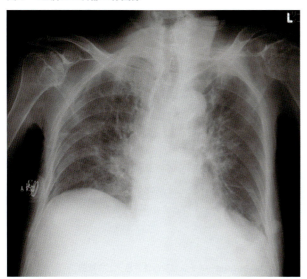

肺門を中心とするびまん性陰影と上肺野に向かう血管の辺縁が不明瞭であることから，いわゆる，butterfly shadowおよびantler signと考えられ，肺うっ血ないしは血管外漏出の所見である．抗菌薬の効果は不十分と評価された．

呼吸不全状態に対して，気道確保のもとでの呼吸管理が開始され，その際に吸引痰が採取された．

図5　12病日の喀痰グラム染色所見

a

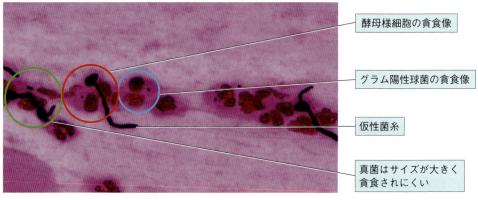

- 酵母様細胞の貪食像
- グラム陽性球菌の貪食像
- 仮性菌糸
- 真菌はサイズが大きく貪食されにくい

広域スペクトラムを有するカルバペネム系（PAPM/BP）投与の影響か，バックグラウンドには口腔内常在菌すら認められない。

- ○：多形核白血球（PMN）に貪食されているグラム陽性球菌を認める。ブドウの房状ではないが正円形と菌体のサイズから，ブドウ球菌の可能性が捨てきれない。抗菌薬投与中であることから，耐性菌であるMRSAあるいはMRCNS（メチシリン耐性コアグラーゼ陰性ブドウ球菌）も疑われる。
- ○：酵母様真菌細胞が貪食されており，その酵母様真菌細胞から延びる仮性菌糸はPMNの細胞質を超えて飛び出して見える。

> 分葉核の間をすり抜けていることから，単なる重なりではないと判断される。真菌が白血球に貪食されている場合は，しばしば仮性菌糸が細胞から飛び出す像を認める。

- ○：酵母様真菌細胞は白血球による貪食ではなく，白血球に重なるように存在し，核に仮性菌糸が重なってみえる。このような所見は貪食像ではない。

注目点

真菌は細菌と比較して明らかにサイズが大きく，白血球には貪食されにい。図5aのように，白血球に近接する所見を認める場合には，白血球が異物として認識しているものの，通常マクロファージでなければ貪食は困難である。グラム染色所見上われわれは「PMNが貪食を試している」と表現する。

略語

MRSA；methicillin-resistant Staphylococcus aureus　メチシリン耐性黄色ブドウ球菌
MRCNS；Methicillin Resistant Coagulase Negative Staphylococci　メチシリン耐性コアグラーゼ陰性ブドウ球菌

b

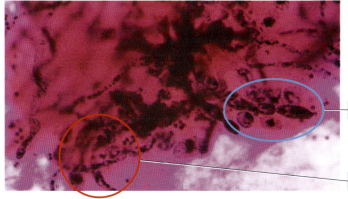

透けている酵母様真菌細胞

染色性が悪い仮性菌糸

○：酵母様真菌細胞の染色性が不均一で透ける部分が見られる。経験的に，新しい（若い）酵母細胞は濃く紺色に染まり，古い酵母様真菌細胞は透けるような染色性を示す場合が多い。

> 酵母様真菌細胞は元来，口腔内の常在菌であるが，図 5b のように新旧の酵母様真菌細胞が混在する場合には，誤嚥性の真菌性肺炎等を疑う手掛かりとなる。

○：同様に仮性菌糸の染色性が不良の場合には，古い仮性菌糸が推定される。

> 図のように仮性菌糸の伸長が著しい例は，*C. albicans* を疑う。

c

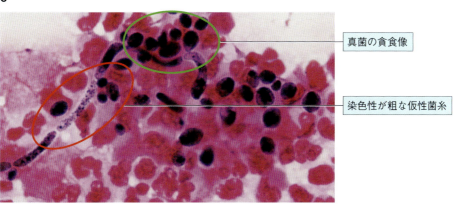

真菌の貪食像

染色性が粗な仮性菌糸

白血球が集塊を形成しており，喀痰検体の膿性部分を観察している。
○：白血球に貪食されている真菌である。仮性菌糸を延ばす以前の若い酵母細胞が推察される。
○：仮性菌糸の染色性が粗（まばら）であり，古い酵母様真菌細胞と思われる。

> 図のような所見が頻繁にみられる場合は，真菌を起炎菌として考慮する必要がある。

⋯→ ⑤ 改めて起炎菌を推定する

- β-Dグルカン測定を行ったところ，243pg/mLと高値であり，Candida属による（肺）真菌症が強く疑われる結果であった。

図6　12病日提出喀痰の培養結果

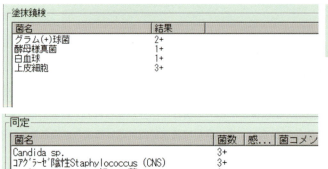

喀痰培養では，Candida属，コアグラーゼ陰性ブドウ球菌（CNS）が検出された。

> 喀痰中に常在する可能性があるため，この時点では属までの報告となっている。

⋯→ ⑥ 治療薬を選択する

- 以上の結果より，Candida属を目標菌としてアムホテリシンBリポソーム（L-AMB）の追加投与が開始された。

注目点

- β-Dグルカンは真菌の細胞壁を構成する多糖体であり，深在性真菌症では原因真菌由来のβ-Dグルカンが血中に出現する。このためβ-Dグルカン測定は深在性真菌症の診断，治療効果判定に用いられる。
- β-Dグルカン測定法は発色合成基質法で基準値20pg/mL以下と比濁時間分析法で基準値11pg/mL以下の2方法があるので，注意が必要である。
- β-Dグルカン測定は外部委託検査項目となっている場合が多く，結果報告まで数日を要するため，病態変化のスピードに追いつけないことも多い。β-Dグルカンの臨床的価値が認められることを願う。

> 当院では院内測定で比濁法を採用して約1時間で結果をフィードバックできる体制をとっている。

抗菌薬の整理

〈抗真菌薬〉
AMPH-Bリポソーム製剤（L-AMB）：アンホテリシンBはクリプトコッカス（Cryptococcus）属を含め，幅広い抗真菌活用を有し，殺菌的に作用する。アンホテリシンBをリポソームの脂質二分子膜中に封入することにより，アンホテリシンBの副作用を軽減した製剤である。

略語　CNS：coagulase-negative *Staphylococcus*　コアグラーゼ陰性ブドウ球菌

→ ⑦ 治療効果を判定する (2)

- 6日間の抗真菌薬の投与が行われた17病日のグラム染色では一定の効果を認めるが，菌体の崩壊や消失に至っていない**(図7)**。この時点でWBCは241,400まで増加した。血中部β-Dグルカン値は243→158と治療開始後に低下していたが，依然高値を示している。腎機能に配慮しながら抗真菌薬を継続することとなった。

図7　17病日の吸引痰検体のグラム染色所見

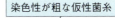
染色性が粗な仮性菌糸

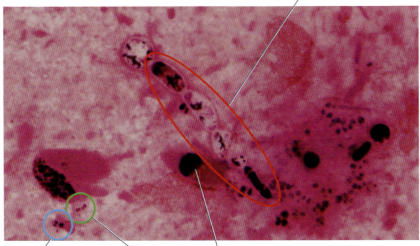

グラム陽性球菌　グラム陰性桿菌　幼若な白血球

ブドウ球菌と考えられるグラム陽性球菌（○）やグラム陰性桿菌（○）を認める。

濃く染色されている円形部分は白血球の核と考えられ，分葉していない幼若な白血球である。その周囲には，抗真菌薬による効果で粗な染色性を示す仮性菌糸を認める（○）。

古い仮性菌糸との鑑別が必要であるが，抗真菌薬による作用では，仮性菌糸細胞の輪郭が明瞭に見えるにもかかわらず，胞体内部が透けて見える。一方，古い仮性菌糸は輪郭も不鮮明で全体的に染色性が悪いことが多い。

図8　17病日の吸引痰検体の培養結果

塗抹鏡検	
菌名	結果
グラム(+)球菌	1+
グラム(-)桿菌	1+
上皮細胞	1+

報告コメント
P2:膿性1/3～2/3

同定		
菌名	菌数	感…
Pseudomonas fluorescens/putida	1+	○
コアグラーゼ陰性Staphylococcus (CNS)	2+	
Candida sp.	2+	

グラム染色所見の陰性桿菌は，緑膿菌グループの*Pseudomonas fluorescens/putida*であった。投与中の抗菌薬（PAPM/BM）は相対的にグラム陽性菌に強い薬剤であり，その結果陰性菌が検出されても不思議ではない。したがって，直ちに耐性傾向を示唆するわけではない。

⋯→ ⑧ グラム染色所見から予後を推定する

- 17病日の痰（図7）では，大量のフィブリン析出により背景が赤色斑点状となり，グラム陰性菌を観察するには不向きである。経験的には真菌症治療中に緑膿菌グループが検出された場合，逆に緑膿菌感染症の治療中に真菌が検出されると予後不良である。このような重症例では全身が培地ともいえる状態となり，治療薬の効果を妨げる循環状態や栄養状態の悪化に加え，多彩な細菌が検出されるようになる。本例は呼吸不全の悪化により，25病日死亡退院となった。

図9　抗菌薬変更後の胸部X線写真

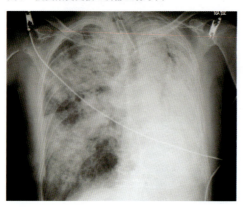

Point

- Candida属はグラム陽性に染まり，同じグラム陽性菌であるブドウ球菌と見間違う場合がある。Candida属は一般細菌の5倍以上の大きさがあり，白血球を基準としたサイズの比較（⇒p.18 Key Figure）が重要である。
- 好中球の貪食像も重要だが，好中球よりはるかに菌体が大きいため貪食を逃れる場合が多く，病態や抗菌薬無効を含めた総合的な判断が必要である。
- 形態的には，*C.albicans*は仮性菌糸がなく特徴的な発芽管を形成するが，酵母細胞と仮性菌糸との間にくびれを認めない。カンジダ・トロピカリス（*C.tropicalis*）はいったんくびれを作ったのちに仮性菌糸を形成する。カンジダ・グラブラータ（*C.glabrata*）は仮性菌糸をもたず，分芽による酵母細胞が認められることが，グラム染色所見上の鑑別点である。
- カンジダ症の発症要因は，広域抗菌薬投与による菌交代，機械的バリアの破壊，好中球機能低下，細胞性免疫能低下である。造血器悪性腫瘍や大侵襲手術，重症外傷，広範囲熱傷などの重症疾患および後天性免疫不全症候群（AIDS）に好発する日和見感染である。
- 主な原因真菌は*C.albicans*であるが，近年，カンジダ・パラプシローシス（*C.parapsilosis*），*C.tropicalis*，*C.glabrata*，カンジダ・クルセイ（*C.krusei*）などのnon-albicans Candida属が増加している。
- 真菌感染のなかで頻度の高いカンジダ症，アスペルギルス症，クリプトコッカス症については，最近のエビデンスの集積に伴い，宿主の状態や病態のみならず，菌種，薬剤感受性に応じて抗真菌薬を使い分ける必要がある。

略語　AIDS：acquired immunodeficiency syndrome　後天性免疫不全症候群

まとめ
- 入院時からの発熱に対し予防的抗菌薬投与が行われ、その中止後に再発熱し、広域スペクトルの抗菌薬投与を再開するも、72時間を経ても無効であった。
- 根拠となるべき適切な検査結果や検体を得ないまま、経験的に広域スペクトルの抗菌薬抗菌薬が投与され、効果不十分にも関わらず治療効果の細菌学的な再判定が遅延した。
- 経過中に原因不明の汎血球減少を伴いG-CSFが投与されたため、感染症診療の指標である白血球動員状態の生理的な評価はさらに困難になった。
- 呼吸状態の悪化をみた段階で胸部X線と喀痰培養を施行したが、早期の検体採取や細菌検査が望ましかった可能性がある。
- 剖検がなされておらず、本例が真に肺真菌症であったか否かは明らかではない。しかし、感染症の複雑化や重症化は、しばしば医原的要素が関与することを認識する必要がある。

- Candida属は口腔内に保菌する場合が多く、喀痰検体では直ちに原因菌とすることはしばしば困難であるが、血液や髄液などの無菌検体からCandida属が検出された場合は直ちに原因菌として扱うほか、重症病態ではグラム染色所見を根拠に抗真菌薬の投与を開始する場合がある。
- グラム染色では白血球による貪食所見が重要だが、Candida属は白血球よりはるかに大きいため貪食を逃れる場合が多く、患者の病態や抗菌薬の有効性を含め、患者背景を総合的に判断する必要がある。

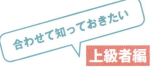

[Candida属のグラム染色所見]

上級者編

図10　カンジダ保菌痰C.albicansグラム染色所見

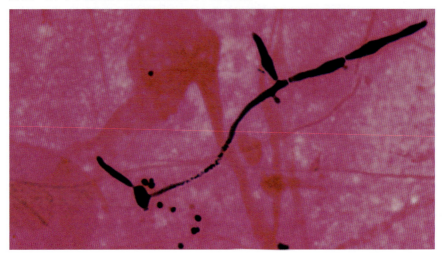

喀痰

抗真菌薬の感受性は菌種ごとに異なるが，感受性結果の報告には約1週間を要する。
グラム染色所見のみからCandida属と同定することは困難だが，グラム染色所見からCandida属の菌種をある程度推定することは可能であり，抗真菌薬の選択を補強する手段として用いる。
C.albicansは元になる酵母様真菌細胞と仮性菌糸との間に「くびれ」をもたないまま発育伸長することが特徴である。同じく仮性菌糸を形成するC.tropicalisは酵母細胞から仮性菌糸が伸長する際に，いったん，「くびれ」を生じた後に仮性菌糸を伸長する傾向がある。その鑑別は必ずしも容易ではないが，典型例では鑑別点とする。

図11　カンジダ血症C.glabrata血液培養検体

血液

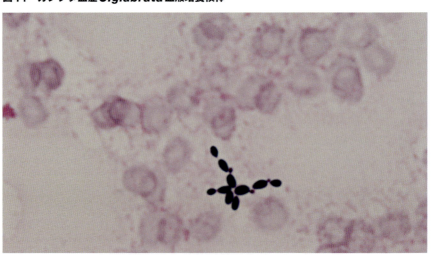

C.glabrataは仮性菌糸を形成せず，酵母様真菌細胞自体が分芽しているのが見られる。なお，C.parapsilosis，C.tropicalis，C.glabrata，C.kruseiなどはnon-albicans Candida属とよばれ，C.albicansとは抗真菌薬の感受性が異なるので，鑑別は重要である。

図12 尿カンジダ症 *C.parapsilosis* グラム染色所見

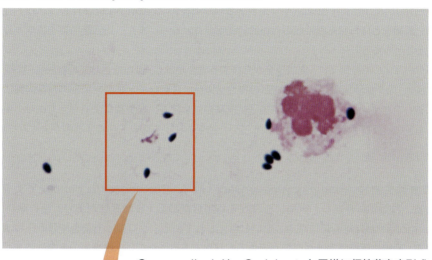

*C.parapsilosis*は，*C.glabrata*と同様に仮性菌糸を形成しないため，分芽により増殖する酵母様真菌細胞を認める。

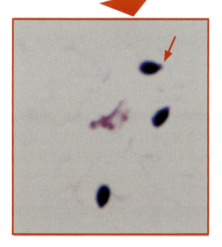

鑑別点として，菌体が大小不同であり，楕円ではあるがやや長く，菌体の先が尖っている部分を認めることが多い。

概論　日和見感染とグラム染色の用い方

　正常な免疫力をもつ健康なヒトでは，感染症が成立することのない弱毒微生物や無害と考えられる*Pneumocystis jirovecii*やサイトメガロウイルス（Cytomegalovirus；CMV），MRSAや緑膿菌，真菌などは日和見感染症の代表的起炎病原体となり，また，正常細菌叢を構成する菌が起炎菌となることもある。

　弱毒病原体の感染例では，免疫不全が存在する場合が多く，併存症としての糖尿病，腎不全，肝不全，悪性疾患（癌や血液疾患），AIDSなどの慢性感染症，ステロイド製剤や免疫抑制薬内服による薬剤性によるものが挙げられる。日和見感染は抗菌薬が効きにくい起炎菌による場合もあり，治療が困難な場合も多い。免疫不全例では潜伏感染していた微生物による肺炎を発症する例がよくみられる。

● ニューモシスチス肺炎（カリニ肺炎）

　病原微生物は，*Pneumocystis jirovecii*（旧名：*Pneumocystis carinii*）で真菌の一種とされる。自然界に存在し，気道にも存在する場合がある。種特異性があり，他の動物に感染するPneumocystisはヒトには感染しないと考えられている。グロコット染色やDIFF-QUIK染色することで，明瞭に認識できるがグラム染色でも観察できる。ただし，環境中の真菌や胞子との区別は困難である（参考：http://saringi.jp/20120114651.pdf）。

● サイトメガロウイルス（CMV）肺炎

　病原微生物はサイトメガロウイルス（CMV）というヘルペスウイルス科に属するウイルスのひとつ。感染者の血液，唾液，尿，精液，子宮頸管粘液，母乳などに含まれ，多くは新生児・乳児期に感染し，抗体を獲得している。20歳代で陽性は58.6％，30歳代では75.5％と加齢に従い陽性率は増加し，成人の80〜90％はCMV抗体をもっている。ウイルス迅速同定（シェルバイアル法）による診断が一般的であり，グラム染色で検出することはできないが，気管支肺胞洗浄（BAL）液の細胞診ではパパニコロウ染色強拡大でフクロウの目（owl's eye）とよばれる核内封入体が観察される（参考：http://pathology.or.jp/corepictures2010/05/c08/04.html）。

● ノカルジア（*Nocardia asteroides* complex）感染症

　感染の臓器としては，皮膚，呼吸器，中枢神経が問題となる。骨，心臓，関節，腎臓，副鼻腔，眼，脾臓，肝臓，副腎，膵臓，甲状腺などいずれの臓器にも感染を起こすことがあるが，菌血症はまれ。

　肺炎や肺膿瘍の起炎菌は*N.asteroides* complexによるものが90％とされる（グラム所見 ⇒ p.84 **図5b**，86**図8**）。

略語
MRSA；methicillin-resistant *Staphylococcus aureus*　メチシリン耐性黄色ブドウ球菌
AIDS；acquired immunodeficiency syndrome　後天性免疫不全症候群，エイズ
BAL；bronchoalveolar lavage　気管支肺胞洗浄

呼吸器感染症

検体：喀痰　混入菌を装う起炎菌を見逃すな！

症例 8

84歳，男性
感染で心不全悪化？

84歳，男性。意識消失状態でトイレに倒れているところを家族に発見され緊急搬送された。
14年前に禁煙するまで約40年で40本/日の喫煙歴あり。
初診時所見：来院時は意識清明。体温 36.2℃，血圧 139/36，SpO_2 80%，心拍数 66/min。
胸部聴診では右呼吸音やや減弱あるもラ音なし，心雑音なし。
緊急検査では，WBC 164.4，CRP 6.82，Na 135.7，K 5.46，CL 101.6，BUN 39.5，CRE 2.20，BNP 1404.8。
慢性の腎機能障害を有しており，感染を契機に心不全が増悪したものと考えられた。

図1　来院時 胸部X線写真

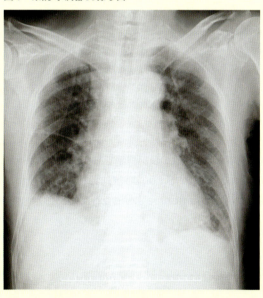

胸部X線像（**図1**）では，心拡大はあるが肺うっ血の所見は明らかでない。左右の肋骨横隔膜角が鈍化し，右に葉間胸水を示唆するヘアラインがある。左心不全というよりも右心不全の所見である。

肺野に明らかな浸潤影を認めないが，右横隔膜の挙上を伴う，下葉の容量減少が認められる。

症例8：Klebsiella → Nocardia Sp.

⋯→ ① 感染の可能性を評価する

- 長期の喫煙歴を有する患者では，慢性気管支炎や肺気腫など，COPDの合併が疑われる。これら慢性気道疾患を有する患者の喀痰からは，MoraxellaやHaemophilus，肺炎桿菌などグラム陰性桿菌が検出されることが多い。これらは，気管支炎を増悪させ多量の粘稠な痰をつくるほか，ときに重篤な肺炎を発症する。また，大腸菌などの腸内細菌を検出する場合もまれではない。
- 喀痰グラム染色所見では，多数の多形核白血球（PMN）とともにグラム陰性桿菌を認める感染の所見である。

図2　一部レンサ球菌状に列をなす短い桿菌

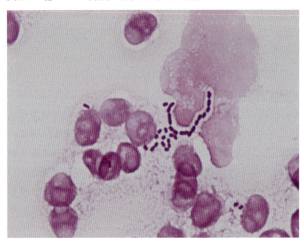

⋯→ ② 起炎菌を推定する

- 検鏡所見では，角ばった形状を有する染色性の良い桿菌であり，MoraxellaやHaemophilusよりは明らかに大きく，P.aeruginosaやE.coliよりもKlebsiellaが疑われる。ハローはなく，ムコイド形成もないことからpneumoniaeよりもoxytocaか？

図3　入院時の喀痰検査結果

塗抹鏡検	
菌名	結果
グラム(+)球菌	2+
グラム(-)桿菌	1+
酵母様真菌	少
上皮細胞	1+

→ ③ 治療薬を選択する

● 重症感と推定菌種をすべてカバーする薬剤として，セフトリアキソン（CTRX）1g × 2が開始された。しかし，*Klebsiella oxytoca*をターゲットとするならば，CTMでも十分である。ただし，ペニシリン系は基本的に自然耐性であり効果は期待できない。

図4　*K.oxytoca*の感受性結果

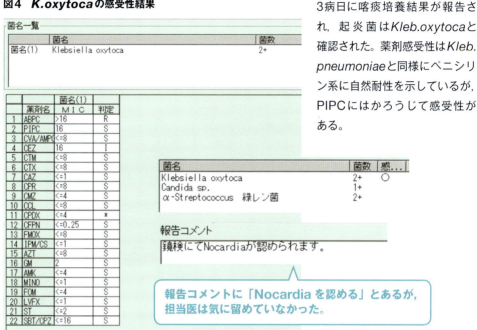

3病日に喀痰培養結果が報告され，起炎菌は*Kleb.oxytoca*と確認された。薬剤感受性は*Kleb. pneumoniae*と同様にペニシリン系に自然耐性を示しているが，PIPCにはかろうじて感受性がある。

報告コメントに「Nocardia を認める」とあるが，担当医は気に留めていなかった。

● 投与中のCTRXはグラム陽性菌用のパネルに掲載されているが，このパネルはグラム陰性桿菌の腸内細菌科用のため掲載されていない。CTRXは第三世代セフェム系薬であるが，第二世代セフェム系薬のセフォチアム（CTM）は感受性である。また，第三世代のセフォタキシム（CTX）やセフタジジム（CAZ）も感受性であることからセフトリアキソン（CTRX）も感受性があると推定できる。

注目点

> ● 肺炎の起炎菌となる*Klebsiella*にはニューモニエ（*pneumoniae*）とオキシトカ（*oxytoca*）がある。
> ● *Kleb.pneumoniae*と*Kleb.oxytoca*はインドール反応による化学的性状により区分されるが，形態的にはきわめて類似している。後者は安全ピン型の染色性を示し，ハロー形成が少なく，ムコイド型もまれである。
> ● *Kleb.pneumoniae*は肺炎桿菌として一般に知られている。
> ● *Kleb.oxytoca*はペニシリン系投与による偽膜性大腸炎の原因菌となることがあるが，呼吸器系からの検出もまれではない。
> ● *Kleb.oxytoca*は呼吸器感染症，尿路感染症，敗血症等の感染症の原因菌としての頻度が高く，特に大酒家（アルコール依存症），高齢者，糖尿病合併例での検出が多い。

4 治療効果を評価する

● 8病日の診察記事

6病日に至って症状の改善がみられないことから，CTRXでは効果不十分な嫌気性菌を疑い，クリンダマイシン（CLDM）を併用開始したが改善は得られなかった．8病日には細菌性以外の肺炎を疑い，喀痰培養**（図5）**，血液培養，β-Dグルカン，肺炎球菌・レジオネラ抗原検査を実施した．

図5　8病日グラム染色所見

a

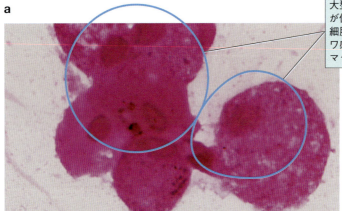

大型の細胞で，N/C比が低く核が偏在している．
細胞質は綿あめのようなフワフワ感があり，核が赤い．
マクロファージと推定される

マクロファージの出現は免疫応答が起こっていることを意味し，肺に異物が存在していることを示唆している．

b

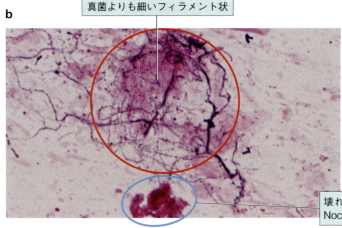

真菌よりも細いフィラメント状

放線菌に属するNocardia属は特徴的な分岐を示す菌糸状の形態であるが，明らかに真菌よりも細くフィラメント状である．グラム陽性であるが，染色性は不均一で，陰性に染色されたり，まだらに染色される．

壊れかけの白血球を2個認める．Nocardiaの大きさが判断できる

c

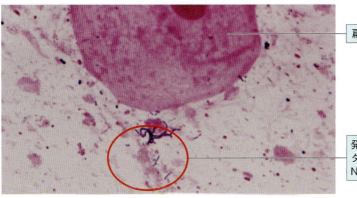

扁平上皮細胞

発育遅延菌で，クラスターを形成する前の若いNocardia属を認める

⋯→ ⑤ 抗菌薬を再び選択する

図6　8病日の喀痰培養結果

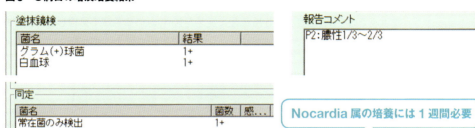

培養結果からは有意な起炎菌の検出を認めない。通常どおりの3日間で培養したため，Nocardia属の発育を認めなかった。
肺ノカルジア感染症疑いで，ST合剤（バクタ®）4錠×2＋ミノサイクリン（MINO）200mL×2を投与した。

⋯→ ⑥ 治療効果を評価する（1）

15病日に効果判定のための喀痰培養とグラム染色を行った**(図7)**。

図7　15病日グラム染色所見

a

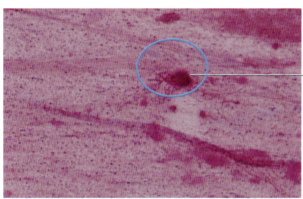

Nocardia属の菌体の染色性が抗菌薬効果で陰性に染まっている

b

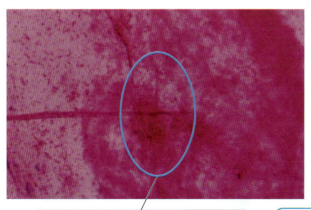

フィラメント化して延びている菌体や母細胞を含めて染色性が陰性に染まっている

抗菌薬の効果で菌がダメージを受けている。

7 治療効果を評価する (2)

図8 15病日 喀痰Kinyoun(キニヨン)染色所見

脱色液である3％塩酸を0.5％硫酸に変えたKinyoun染色法で処理した所見である。

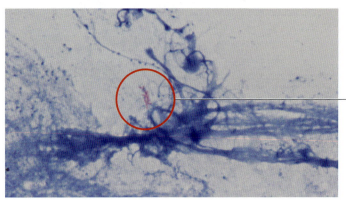

ピンク色に染まった
Nocardiaが確認できた

入院時，8病日の喀痰検査はZiehl-Neelsen染色法で実施したため，Nocardia属は菌体が脱色され確認できなかったものと考えられる。

確定診断のためには抗酸菌染色を実施するが，Ziehl-Neelsen染色では脱色されるのでKinyoun染色で行う。

図9 15病日の喀痰培養結果

塗抹鏡検	
菌名	結果
グラム(+)球菌	2+
白血球	1+
上皮細胞	1+

同定		
菌名	菌数	感…
Normal flora	2+	

報告コメント
P1：膿性1/3以下

- ST合剤効果判定のための喀痰培養結果からはNocardia属を認めない。胸部X線写真では左肺野の透過性が改善し，心拡大は改善したが右肺の胸水が明らかに増加している**(図10)**。

図10 19病日の胸部X線画像

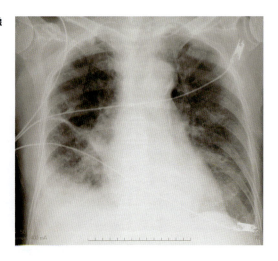

⑧ 治療効果を評価する（3）

図11　19病日グラム染色所見

a

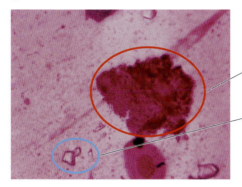

抗菌薬による，Nocardiaの壊死物と推察される塊

内服薬の薬剤結晶と思われる

真菌や結核菌を含めた発育遅延性の菌による肺炎では，治療効果による壊死物ととらえられる大型の塊状物を認める場合がある。薬剤の結晶の存在は誤嚥を示唆する。

c

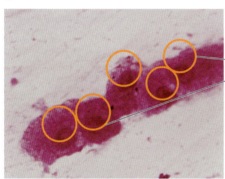

N/C比が低く核が偏在している大型細胞。細胞質は綿あめのようなフワフワ感があり，核が赤い

マクロファージと推定される。マクロファージの出現は，免疫応答が存在しており，依然肺に異物が存在していることを意味している。

本症例では，ST合剤による高K血症のためST合剤を中止せざるを得なかった。グラム染色により誤嚥性肺炎を併発していることが推定されたため，MINO 200mL×2の単剤に変更したが改善が得られないまま，30病日に呼吸不全のため死亡退院となった。

まとめ

- Nocardiaは本症例のように培養で検出されず確定診断が不可能な場合が多い。そのため，抗菌薬に反応しない，かつβ-Dグルカンが高値ではないケースでは，グラム染色所見でNocardiaを疑うことが重要である。
- 本症例では，入院時の喀痰培養結果で細菌検査室からグラム染色所見でNocardiaを指摘していたが，担当医は報告を見逃していた。また，まれな細菌であるのに細菌検査室から担当医への連絡がなかった。細菌検査室と担当医との情報共有が重要である。

■文献

1) 和田 広，酒井直樹，松井佑亮，ほか：早期のST合剤治療が奏功した重症肺ノカルジア症の1例，日呼吸会誌，45；643-647，2007．www.jrs.or.jp/quicklink/journal/nopass_pdf/045080643j.pdf
2) 羽田野義郎，大曲貴夫，鈴木 純，ほか：グラム染色で迅速に診断に至ったNocardia cyriacigeorgicaによる肺ノカルジア症の1例，日呼吸会誌，49；592-596，2011．www.jrs.or.jp/quicklink/journal/nopass_pdf/049080592j.pdf
3) Brown-Elliott BA, Biehle J, Conville PS, et al: Sulfonamide resistance in isolates of Nocardia spp. from a US multicenter survey. J Clin Microbiol. 50: 670-672, 2012.

尿路感染症
および 泌尿生殖器系感染症

[代表的な検体]
尿
尿道分泌液
精液

[代表的な対象病態]
尿道炎
前立腺炎
精巣上体炎
膀胱炎
腎盂腎炎
人工尿路感染症

腟炎
子宮内感染症
子宮付属器炎

性感染（STD）

ほか

概論　尿路感染症のとらえ方とグラム染色の用い方

　膀胱炎をはじめとする尿路感染症の原因は直腸常在菌（腸内細菌）による上行性尿路感染である。あきらかな基礎疾患が認められない単純性と基礎疾患を有する複雑性とに分けて考える。急性単純性膀胱炎に罹患する患者の多くは閉経前女性における急性単純性膀胱炎であり，閉経後女性における膀胱炎とは区別する。

● 尿路感染症の抗菌薬選択

- 閉経前女性における急性単純性膀胱炎（ASC）の分離菌は，グラム陽性球菌（*Staphylococcus saprophyticus* など）の頻度が比較的高く，*Escherichia coli* はβ-ラクタマーゼ阻害薬（BLI）配合ペニシリン系薬，セフェム系薬，キノロン系薬いずれも90％以上の感受性が認められる。
- 尿のグラム染色でグラム陽性球菌が確認されている場合や原因菌が不明の場合には，キノロン系薬を第1選択としてもよい。
- 尿のグラム染色でグラム陰性桿菌が確認されている場合にはセフェム系薬またはBLI配合ペニシリン系薬を推奨する。
- 閉経後の女性におけるASCの分離菌としては，グラム陽性球菌の分離頻度が低く，*E.coli* はキノロン耐性率が高い。そのため，第1選択としてはセフェム系薬またはBLI配合ペニシリン系薬を推奨する。尿のグラム染色でグラム陽性球菌が確認されている場合にはキノロン系薬を選択する。
- ESBL産生菌に対して，経口抗菌薬としてはファロペネム（FRPM），ホスホマイシン（FOM）なども有効である。
- 尿のグラム染色で複雑性膀胱炎（CC）が疑われた場合は，原因菌の証明と薬剤感受性を調べるため抗菌薬投与前に尿培養検査を施行する。
- 尿のグラム染色によるフォローアップで再発性または難治性の場合には，先行抗菌薬投与終了後に2～3日間の休薬をはさんで尿培養検査を施行し，原因菌の検索を行う。

　急性単純性膀胱炎の基礎疾患として，高齢者では尿路の悪性腫瘍や神経因性膀胱などが多く，小児においては尿路の先天異常が多い。膀胱炎の臨床症状は頻尿，排尿痛，尿混濁，残尿感，膀胱部不快感などであり，通常，発熱は伴わない。尿のグラム染色を含む尿検査は診断に必要で膿尿や細菌尿がみられる。

　ASCにおいて，初回抗菌薬投与前に尿培養検査は必須と考えられてはいないが，再発性または難治性の場合には，先行抗菌薬投与終了後に最低3日間の休薬をはさんで尿のグラム染色と尿培養検査を施行する。特に難治性の場合には過度な抗菌薬投与によって菌交代現象や外陰部・腟炎が誘発されていることがあるため注意を要する。

　複雑性膀胱炎においては，初回抗菌薬投与前に尿培養検査を施行し，原因菌の薬剤感受性を調べておく。ACの分離菌は *E.coli* が約70％，その他 *Proteus mirabilis* や *Klebsiella* 属などを含めグラム陰性桿菌が約80～85％を占める。グラム陽性球菌は約15～20％に検出され，Staphylococcus属，Streptococcus属，Enterococcus属などが分離される。尿のグラム染色でグラム陰性桿菌が確認されている場合にはキノロン系薬の使用を控え，セフェム系薬，またはBLI配合ペニシリン系を推奨する。

　一方，閉経後の女性におけるASCの分離菌としては，グラム陽性球菌の分離頻度は9％と低く，*E.coli* はキノロン耐性率が18％と高い。そのため，第1選択としてはセフェム系薬またはBLI配合ペニシリン系薬を推奨する。抗菌薬の投薬期間については，一般にキノロン系薬，ST合剤は3日間，BLI配合ペニシリン系薬，セフェム系薬などのβ-ラクタム系薬は7日間必要とされている。

略語

ASC；acute simple cystitis　急性単純性膀胱炎
BLI；β-lactamase inhibitor　β-ラクタマーゼ阻害薬
CC；complicated cystitis　複雑性膀胱炎
ESBL；extended spectrum β-lactamase　基質特異性拡張型β-ラクタマーゼ

尿路感染症

検体：尿 グラ染で治療効果をリアルタイムに追う

症例 9

62歳，男性
脊髄損傷患者の発熱

62歳，男性。3年前に受傷により脊髄損傷し，以後自己導尿している。来院前日の夜より38.4℃の発熱が出現し，泌尿器科を受診した。受診時体温 37.6℃，血圧 121/76，HR75。尿路感染を疑いセフォチアム（CTM）の点滴投与のために入院になった。

図1　入院時尿のグラム染色所見

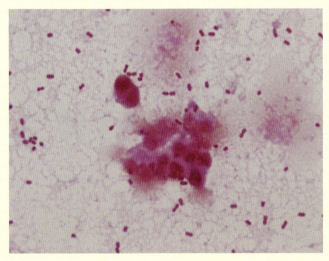

⋯➡ ① 感染の可能性を評価する

図1（再掲）

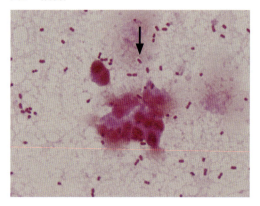

多形核白血球（PMN）が出現し炎症が生じている。視野には大腸菌よりもやや幅広で、両端が鈍円あるいは角ばって見える、「ずんぐり」したグラム陰性桿菌が多数見られる。菌体周囲に明瞭な莢膜が観察されることに注意（→）。

明瞭なハロー（透明帯）はこの検体における菌の特徴のひとつである。

⋯➡ ② 起炎菌を推定する

- グラム陰性菌の存在は尿中の亜硝酸塩を陽性にするはずであるが、本例は陰性でグラム染色所見と矛盾する結果であった。炎症所見と菌形態から *Klebsiella pneumoniae* と推定した。

図2　入院時検査データ

> 亜硝酸塩は尿が4時間以上膀胱に存在する場合に陽性になる。カテーテルが留置されていたり、頻回に導尿している場合は陰性を示す例が多い。本症例では2時間ごとに自己導尿していた。

No	項目	値		No	項目	値	
01	尿一般定性		緊	35	MCH	30.7	緊
02	色調	黄褐色	緊	36	MCHC	33.7	緊
03	混濁	(+)	緊	37	RDW	13.21	緊
04	比重	1.020	緊	38	PLT・血小板数	12.6 L	緊
05	pH	6.5	緊	39	MPV	8.8	緊
06	蛋白	(2+) H	緊	40	Pct	0.109 L	緊
07	潜血	(3+) H	緊	41	PDW	17.1 H	緊
08	白血球反応	(3+) H	緊	42	血液像		緊
09	亜硝酸塩（細菌）	(−)	緊	43	Neut %	88.3 H	緊
10	糖	(+) H	緊	44	Lymp %	3.7 L	緊
11	ケトン体	(+) H	緊	45	Mono %	6.5	緊
12	ウロビリノーゲン	(+−)	緊	46	Eosi %	0.0	緊
13	ビリルビン	(+) H	緊	47	Baso %	1.5	緊
14	尿中クレアチニン	50	緊	48	Neut X10^2/μl	163.0 H	緊
15	蛋白/クレアチン比	>=500 H	緊	49	Lymp X10^2/μl	7.0 L	緊
16	判定		緊	50	Mono X10^2/μl	12.0 H	緊
17	尿沈渣		緊	51	Eosi X10^2/μl	0.0	緊
18	赤血球（μl）	600.3	緊	52	Baso X10^2/μl	3.0 H	緊
19	赤血球（HPF）	100以上		53	コメント		緊
20	白血球（μl）	1086.8	緊	54	コメント		緊
21	白血球（HPF）	100以上		55	コメント		緊
22	扁平上皮（μl）	3.5	緊	56	コメント		緊
23	扁平上皮（HPF）	1個未満		57	コメント		緊
24	円柱（μl）	0.1	緊	58	CRP	9.75 H	緊
25	円柱（LPF）	1個未満		59	T-Bil	1.17	緊
26	細菌（μl）	6961.6	緊	60	AST(GOT)	35	緊
27	細菌（判定）	(+)		61	ALT(GPT)	38 H	緊
28	赤血球情報	変形		62	LDH	217	緊
29	血算		緊	63	ALP	337 H	緊
30	WBC・白血球数	185.1 H	緊	64	γ-GTP	67 H	緊
31	RBC・赤血球数	476	緊	65	TP	7.5	緊
32	Hgb	14.6	緊	66	アルブミン定量	4.0	緊
33	Hct	43.3	緊	67	Na	135.2	緊
34	MCV	90.9	緊	68	K	4.31	緊
				69	Cl	99.3	
				70	Ca	9.5	
				71	BUN	11.5	
				72	CRE	0.60	

３ 治療薬を選択する

- 矛盾する尿所見は頻回に自己導尿を行なっている背景から説明できる。*Kleb.pneumoniae* に有効であることから，CTMを継続することとなった。

図3　入院時の導尿培養結果

塗抹鏡検		
菌名		結果
グラム(-)桿菌		3+

尿定量培養　1.2*10^7

同定			
菌名		菌数	感...
Klebsiella pneumoniae subsp. pneumoniae		3+	○

肺炎桿菌が検出された。グラム染色所見と合致している。菌量も多く原因菌と判断される。

図4　*Kleb.pneumoniae*の感受性結果

	薬剤名	菌名(1) MIC	判定
1	ABPC	>16	R
2	PIPC	16	S
3	CVA/AMPC	<=2	S
4	TAZ/PIPC	<=16	S
5	CEZ	8	S
6	CTM	<=8	S
7	CTX	<=8	S
8	CAZ	<=1	S
9	CPR	<=8	S
10	CZOP	<=2	S
11	CMZ	<=4	S
12	CCL	>16	R
13	CFDN	0.5	S
14	CPDX	<=4	*
15	FMOX	<=2	S
16	FRPM	1	S
17	IPM/CS	1	S
18	MEPM	<=0.5	S
19	AZT	<=1	S
20	GM	<=1	S
21	TOB	<=4	S
22	AMK	<=4	S
23	MINO	<=1	S
24	FOM	16	I
25	CPFX	<=0.25	S
26	LVFX	<=0.5	S
27	ST	<=2	S
28	SBT/CPZ	<=4	S

- 肺炎桿菌（*Kleb.pneumoniae*）はペニシリン系に自然耐性でありアンピシリン（ABPC）は耐性，ホスホマイシン（FOM）にも自然耐性であることを考慮して抗菌薬を選択する必要がある。本症例はCTMで感受性（S）であることが確認された。

> **抗菌薬の整理**
>
> **セフォチアム（CTM）**：第二世代セフェム系であり，第一世代セフェム系の特色であるグラム陽性球菌への効果は同等である。また，グラム陰性桿菌の一部をカバーするスペクトラムをもつ。
> **アンピシリン（ABPC）**：グラム陰性菌までスペクトラムを有するペニシリンであるが，肺炎球菌には無効である。
> **ホスホマイシン（FOM）**：ほかの抗菌薬と交差耐性がなく，併用による相乗効果が大である。単剤では小児領域で使用しやすい。

④ 治療効果を評価する

図5　1病日CTM1回投与後の尿グラム染色所見

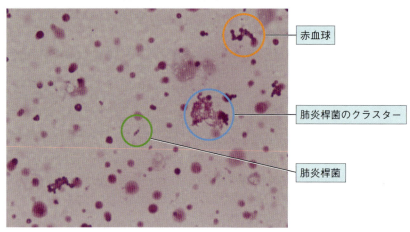

- 🟠：連銭形成した赤血球が溶血状態にあり，検体が血尿であることがわかる。
- 🔵：Klebsiellaのクラスターは染色性が弱く不均一であり，菌体も細く，抗菌薬が有効に作用していることが推定できる。

図6　2病日の尿グラム所見

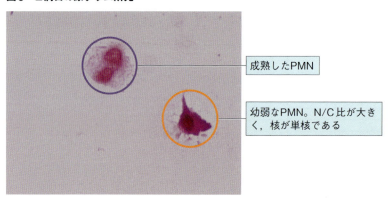

2病日に再度39.3℃に発熱し，採血検査を行った。CTM1回投与後，および2病日の尿グラム染色所見から，CTMの効果は明らかであり，投与を継続した。検査ではWBCとCRPが上昇していたが炎症の急性期には検体の所見に遅れて検査値が推移することはしばしばである。免疫機能が正常の場合は治癒に向かう際に炎症が悪化するようにみえるが，患者の自覚症状や食欲などが改善していれば，病状の悪化と考える必要はない。3病日からは解熱傾向をみせ，8病日には炎症反応が正常化し退院となった。

- 尿路感染症ではきわめて早期（抗菌薬の1回投与後）のグラム染色所見でも，抗菌薬選択の適切さを判断することが可能である。
- 3日程度を要する培養や薬剤感受性結果を待つことなく，タイムリーに判断が可能である。
- CTMに耐性傾向を示している場合やCTM投与量が不足の場合は，p.103図5のように，菌体がのびてフィラメント化し，さらには菌体が膨らんでいる部分を認め，バルジ形成となる。
- バルジ形成は，すっきりと殺菌されずに生菌した状態を意味しており，投与中の抗菌薬に対する耐性化あるいは投与量不足が示唆される。

- クレブシエラ（Klebsiella）属はグラム陰性，通性嫌気性，非運動性の腸内細菌科の莢膜をもつ桿菌属のひとつ。土壌，水中などにも生息する。ヒトの気道，消化管，泌尿生殖器などにも生息し，クレブシエラ・ニューモニエ（Kleb.pneumoniae：肺炎桿菌）やクレブシエラ・オキシトカ（Kleb.oxytoca）は肺炎や尿路感染症を起こす。
- グラム染色では菌体の幅が広く，ずんぐりした桿菌であるため，球菌のようにみえる菌体も観察される。莢膜の存在を観察することが重要である。両端が鈍円の幅広い菌体と莢膜の存在が本菌を推定する際の指標となる。

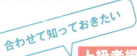

［大腸菌による尿路感染］

図7　尿路感染症大腸菌尿検体　グラム染色所見

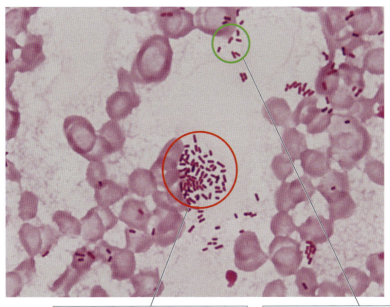

グラム陰性桿菌の代表菌である大腸菌のクラスターである。くっきりとした長方形を認める

莢膜のハローを認める。莢膜のハローは肺炎桿菌特有のものではなく，腸内細菌科ではしばしば認める

菌形体の観察も重要であり，ハローの有無のみで菌種を決めつけない。

- グラム陰性桿菌でよく観察されるのは大腸菌である。大腸菌の菌体をベースにして，各種のグラム陰性桿菌を推定する。
- 大腸菌は，くっきりとした長方形であることが特徴である。菌体の大きさを周りにある赤血球と比較して覚えておく。

上級者編
[血液培養検体における肺炎桿菌]

図8 敗血症肺炎桿菌血液培養検体　グラム染色所見

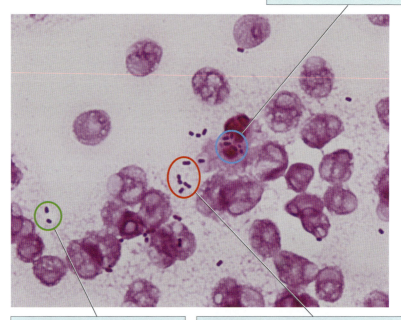

莢膜が厚い肺炎桿菌が貪食されるケースは少ないが，このようにPMNに貪食されていることを認めることで原因菌の推定が可能となる

菌体周囲にハローを認める。グラム染色所見を得るためには，全体的な視野と各菌体の観察を総合的に判断することが肝要であり，〇と合わせて肺炎桿菌を疑うことができる

血液培養検体からの肺炎桿菌である。大腸菌より幅広くひと回り大きい感じで，両端が鈍円のずんぐりしたグラム陰性桿菌である。初心者はグラム陰性双球菌と見間違うことがあり，注意が必要である。菌体周囲にハローを認めるとは限らない

上級者編
[医療・介護関連肺炎と肺炎桿菌]

図9　NHCAP肺炎における喀痰検体グラム染色所見

介護施設に入所中であり，過去に数回誤嚥性肺炎での入院歴がある患者の喀痰である。

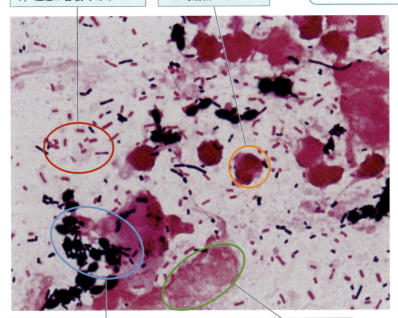

菌体周囲に薄いピンク色の厚い莢膜を認め，ムコイドタイプの肺炎桿菌である。グラム陰性桿菌で大腸菌より幅広くひと回り大きい。両端が鈍円でずんぐりしている。初心者はグラム陰性双球菌と見間違うことがあり，注意が必要である

白血球を認めるが，細胞周囲が不明瞭であり，細胞膜が破損している可能性がある

細胞膜が破損している白血球は貪食作用等の作用が少ない。このため，白血球の数のみではなく，形態を観察し白血球の成熟過程や細胞としての働きの有無を推察することがグラム染色所見での感染症治療に役立つキモとなる。

Candida属の真菌を認める。誤嚥性肺炎では嚥下障害から真菌や口腔内常在菌が口腔内に留まり，増殖して多数認める

帯状ではなく，綿あめ状のフィブリンの析出を認め，慢性的は炎症が示唆される

略語　NHCAP：nursing and Healthcare associated pneumonia　医療・介護関連肺炎

尿路感染症　症例9：*Klebsiella pneumoniae*

概論	複雑性尿路感染症のとらえ方とグラム染色の用い方

複雑性尿路感染症のための診断と抗菌薬選択

● 診断治療のステップ
- 患者背景を確認する（自己導尿，カテーテル留置，回腸導管など）。
- 治療開始前に尿検体を確保し，血液培養を必ず2セット採取する。
- 尿沈渣をみてWBC＞10/HPFであれば尿路感染を疑う。
- 尿のグラム染色検鏡
    - グラム陰性桿菌（GNR）⇒　E. coli, Klebsiella, P.aeruginosaなどが疑われる。
    - グラム陽性球菌（GPC）⇒　Enterococcusが疑われる⇒　アンピシリンを選択する。
- 抗菌薬耐性菌除外のために治療開始前に尿培養検体を提出する。
- 起因菌判明後は抗菌薬を積極的デ・エスカレーションする（広域スペクトラムは狭域スペクトラムの薬剤に変更）。

● 投与適応をどう選ぶか
- 自覚症状や膿尿のない尿培養陽性例や無症候性細菌尿は原則治療不要。

● 初期治療選択例
1) グラ染でGNRのみが見られる場合
    → セフェピム：1回1g，12時間ごと，静注（重症時にゲンタマイシン：1回5mg/kg，24時間ごと，静注併用）⇒　感受性を確認して積極的なデ・エスカレーションを行うこと。
2) グラ染でGPCが見られる場合：Enterococcusを疑う。
    → アンピシリン：1回1g，6時間ごと，静注±ゲンタマイシン：1回1mg/kg 8時間ごと，静注（血液培養陽性例は併用が原則）
3) 尿のグラム染色でGPCとGNRが混在する場合：両方陽性のときは複雑性尿路感染と判断し，Enterococcusに加えてP.aeruginosaなどの混合感染を疑う。
    → ピペラシリン：1回2g，6時間ごと，静注＋ゲンタマイシン：1回5mg/kg，24時間ごと，静注

複雑性尿路感染で問題となる細菌とグラム染色所見

- 大腸菌群 E.coli（GNR）：正長方形，両端よく染まるGNR　⇒p.20
- クレブシエラ菌 Klebsiella：四角く（⇒p.14），短めのGNR　⇒p.19
- プロテウス属 Proteus vulgaris：短めのGNR
- エンテロバクター属 Enterobacter：小さく紡錘形のGNR
- セラチア属 Serratia：細めのGNR
- 緑膿菌群 P.aeruginosa：長めのGNR　⇒p.20

略語	GNR；gram negative rods　グラム陰性桿菌 GPC；gram positive cocci　グラム陽性球菌

尿路感染症

検体：尿　「抗菌薬は効いているか」を菌の変形から推定

症例 10　71歳, 男性
回腸導管と尿路感染

71歳, 男性。2年前に膀胱がんにて膀胱全摘および回腸導管造設術を受け, その後, 腎盂腎炎を繰り返していた。今回39℃の発熱と右背部痛で, 救急医療科を受診。来院時のバイタルは, 体温39.5℃, 血圧 125/61mmHg, SpO_2 97%, HR111/min。
腎盂腎炎の診断で セフォチアム（CTM）1g × 2 / day が開始された。2病日（CTM 投与2日目）に尿検体が提出された **(図2)**。

図1　来院時の採血データ

定性的尿検査では白血球反応と亜硝酸塩が陽性であり, グラム陰性桿菌による尿路感染症が疑われる。尿沈渣においても多数の白血球と細菌が確認された。採血検査ではWBCが高値で, 分画は好中球主体, CRP高値であることから急性炎症の存在が推定される。Cr高値から軽度の腎機能障害が疑われる。

図2　CTM投与開始 2日目の尿グラム染色所見

a
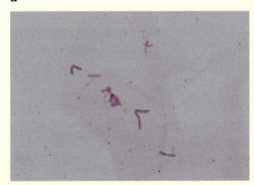

b
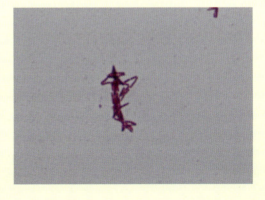

抗菌薬の整理

セフォチアム（CTM）：グラム陽性球菌については, セファゾリン（CEZ）やほかの第二世代セフェム系抗菌薬とほぼ同等あるいはそれ以上の抗菌力が期待でき, 特にブドウ球菌については第三世代セフェム系抗菌薬より優れた抗菌力を示す。グラム陰性桿菌の中でもインフルエンザ菌, 大腸菌, 肺炎桿菌（Klebsiella）, *Proteus mirabillis* に対しても抗菌力を有する。

⋯▶ ① 感染の可能性を評価する

図2　（再掲）

a

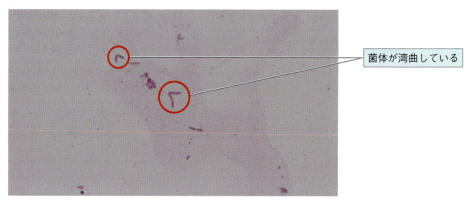

菌体が湾曲している

大腸菌をはじめとする腸内細菌科の桿菌は太めの長方形で，直線的な菌形態が特徴である。しかし，**図2**の視野では菌体が湾曲して見える。この形状は尿路感染症の代表的な原因菌で，丸みを帯びた菌体を有する大腸菌（⇒p.20 Key Figure ）よりも，長めの菌体であることから緑膿菌（*Pseudomonas aeruginosa*）がより疑われる。尿の定性的検査で亜硝酸塩が検出されていることも，グラム陰性桿菌感染症の存在を示唆する所見である。緑膿菌に対する抗菌力は強いとは言えないものの，グラム陰性菌に抗菌力を有するセフェム系抗菌薬CTMの投与中でありながら，菌体がフィラメント化しておらず，薬剤の効果はほとんど確認できない。

b

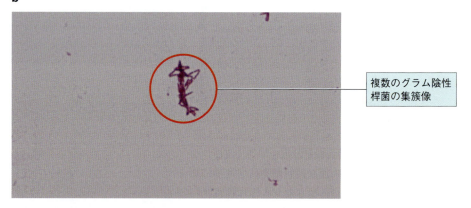

複数のグラム陰性桿菌の集簇像

染色性が均一で細長いグラム陰性桿菌のクラスターを認める。本症例が再発性腎盂腎炎の既往があることを考慮すると，薬剤耐性グラム陰性菌と考えるべきであり，中でも緑膿菌等のブドウ糖非発酵菌感染症が示唆される。菌形態の変化に乏しいことからCTMには耐性と判断し，抗緑膿菌活性が期待できる抗菌薬への変更が考慮されるべきある。

抗菌薬の整理

ピペラシリン（PIPC）：緑膿菌に対する抗菌活性を有する広域ペニシリン系薬剤である。ペニシリン本来のグラム陽性菌に対する抗菌力を有しながら，グラム陰性菌にも抗菌力を示すことから，多様な感染症で用いられる。本薬剤にβ-ラクタマーゼ阻害薬タゾバクタムを加えた製剤も販売され，必要以上に頻用される傾向にある。

⋯→ ② 起炎菌を推定する

図3 CTM投与開始2日目の尿培養結果

抗菌薬投与中の培養検体では、抗菌薬の影響により目的菌の発育が得られない例があるが、本例ではCTM投与中にもかかわらず緑膿菌が発育している。すなわちCTM耐性菌が示唆される。本菌は多剤耐性緑膿菌（MDRP）と同定され、メタロβ-ラクタマーゼ（MBL）産生が疑われた。

> 正式な同定は遺伝子検査によらなければならず、耐性遺伝子の検出検査が可能な専門施設への依頼が必要である。MICによる推定のみでも高度耐性を有する菌であることが推定される。

⋯→ ③ 治療薬を選択する

図4 CTM投与開始2日目の尿培養献体における感受性結果

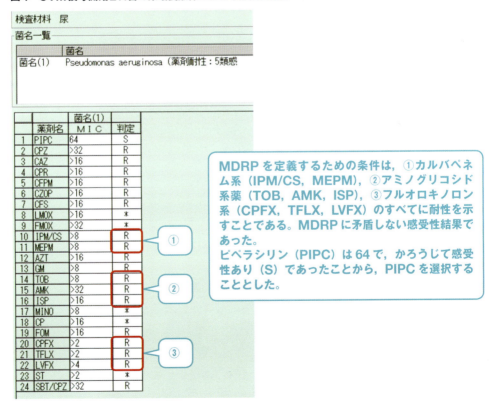

> MDRPを定義するための条件は、①カルバペネム系（IPM/CS, MEPM）、②アミノグリコシド系薬（TOB, AMK, ISP）、③フルオロキノロン系（CPFX, TFLX, LVFX）のすべてに耐性を示すことである。MDRPに矛盾しない感受性結果であった。
> ピペラシリン（PIPC）は64で、かろうじて感受性あり（S）であったことから、PIPCを選択することとした。

略語
MBL：metallo-beta-lactamase　メタロβ-ラクタマーゼ
MIC：minimal inhibitory concentration　最小発育阻止濃度
MDRP：multidrug-resistant *P. aeruginosa*　多剤耐性緑膿菌

④ 治療効果を評価する

- PIPCのMICがわずかに保たれてるとはいえ，通常の投与量 2g × 2 では抗菌力が不足すると判断し，4病日に 2g × 3 に増量した。その後，解熱傾向にあった患者は7病日午後に再び発熱した。担当医はPIPCの耐性化を懸念して8病日に再び尿培養検体を提出し，同時にグラム染色が行われた **(図5)**。

図5 8病日 PIPC投与開始後6日目の尿グラム染色所見

a

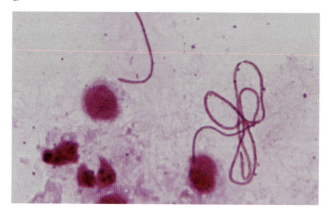

未成熟の白血球が一視野に複数存在し，炎症が持続していることを示している。一方，菌体は糸のように長く変形している。
明らかに薬剤の影響を受けているものの，完全な排除には至っていない。
視野 **b. c.** でも同様の所見を認める。

b

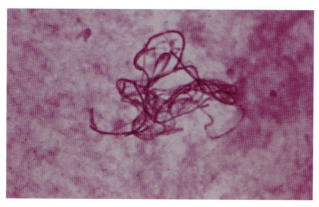

c

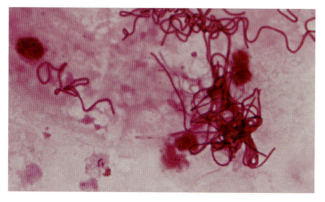

図5 （再掲）

a

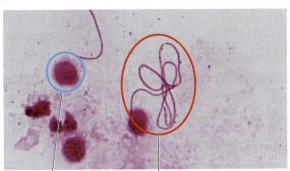

幼若な白血球　フィラメント化した菌体

○：N/C比が大きく，核の凝縮を認めない幼弱な白血球を認めることから，感染状態の継続が示唆される。

○：菌体はフィラメント化し，かなり長く変形しており，染色性も不均一になり，所々途切れているようにみえる。

> 殺菌されつつある所見と考えられる。しかし，これほどにフィラメント化するまで，殺菌されていないことを考慮すると，PIPCの効果も限定的である可能性が示唆される。

b

幾重にも折り重なった菌

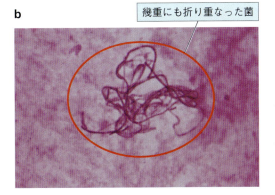

aと同様に，菌体が幾重にも折り重なっており，一部には菌体が途切れているような染色性を示している。
緑膿菌が"なかなか"殺菌されない状況にあることが推測される。

c

フィラメント化した菌

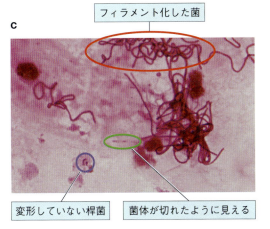

変形していない桿菌　菌体が切れたように見える

○：菌体はフィラメント化しているが，染色性が均一であり，緑膿菌がまだ活性をもっていることが示唆され，PIPCに対する耐性の出現を示唆する。

○：菌体が途切れたようにみえる染色性を示すが，菌体の変形は軽度で，この菌の"しぶとさ"を示している。

○：上皮細胞上，あるいは粘膜上皮上に菌体が変形し（伸び）ていない桿菌がみられる。フレッシュな活性を有する緑膿菌である可能性がある。

> 病状が改善に向かっている場合には，ほとんど認めないられないことから，感染状態が継続していると示唆される。

- これらのグラム染色所見から，抗菌薬は作用しているものの菌の排除に至らず，新たに分裂したばかりの菌体も確認できるため，臨床的に発熱が持続していると推定した。

⑤ 治療薬を再び選択する

- ある程度抗菌活性を有する抗菌薬の投与中にもかかわらずintactな緑膿菌が検出され，改めて病巣を確認する必要があると判断された．13病日に透視下で回腸導管からネラトンカテーテルを挿入し，尿路から直接採尿を行うこととなった．
- 実のところ，細菌検査室および感染対策チーム（ICT）メンバーはこの時点まで，回腸導管設置状態にある患者であることを知らなかった（!!）．担当医が直接採尿を試みることをICTに伝えたことから，ICTメンバーは透視室に同行し，採尿された検体をグラム染色して検討した．

図6　13病日 回腸導管から直接採取した尿のグラム染色所見

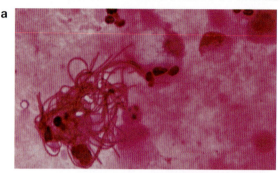

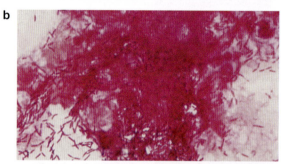

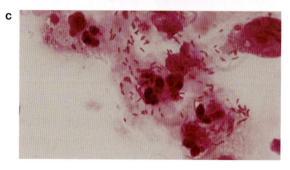

尿検体においても，どのような状況で検体が採取されたか，どのような方法で採取されたか，どのような状態で保存され，提出されたかなどの情報が重要である．感染対策チーム（ICT）は診療録や指示内容だけでなく，ベッドサイドに足を運ぶと患者の状況から診断や治療のヒントが得られる．

略語　ICT；infection control team　感染対策チーム

図6 （再掲）

a

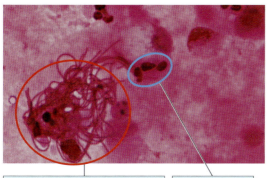

緑膿菌がフィラメント化している ／ 緑膿菌の貪食像

○：成熟した分葉核のPMNに貪食された菌体の変形がないグラム陰性桿菌で活性のある緑膿菌と考えられる。

○：何個もの菌体がフィラメント化して長く伸びているが，染色性は均一であり活性があること示している。多数の菌が集簇しており，バイオフィルムが形成されていることが示唆される。

b

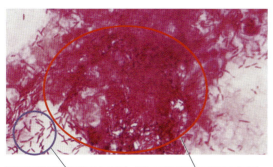

変形したグラム陰性桿菌 ／ 緑膿菌のバイオフィルム

○：緑膿菌のバイオフィルムが形成されている。

○：グラム陰性の細長く湾曲している桿菌から緑膿菌が示唆され，大量の緑膿菌によってバイオフィルムが形成されている。

> バイオフィルムは細菌を包むラップ状のものをイメージすることができる。ラップによって抗菌薬作用から逃れているフレッシュな緑膿菌群団である。

c

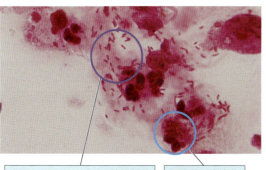

変形していないグラム陰性桿菌 ／ 緑膿菌の貪食像

○：グラム陰性で細長く湾曲した菌形態から緑膿菌が示唆され，菌体が伸びる変形が見られないことから，フレッシュでダメージのない緑膿菌であることが推定される。

○：核が2分葉となり，成熟したPMNの胞体内に多数の緑膿菌が貪食されていることが確認できる。

> 感染状態の持続が示唆される。

● 回腸導管内の上皮細胞（あるいは粘膜細胞）内に多剤耐性緑膿菌が多数存在していることが示唆され，抗菌薬はPIPCより高容量でβ-ラクタマーゼ阻害薬配合のタゾバクタム/ピペラシリン（TAZ/PIPC）4.5g × 3に変更した。

抗菌薬の整理

タゾバクタム/ピペラシリン（TAZ/PIPC）：合成ペニシリンであるピペラシリン（PIPC）とβ-ラクタマーゼ阻害薬タゾバクタムの配合剤である。各種β-ラクタマーゼ産生菌に対するin vitro抗菌力はPIPCより強く，β-ラクタマーゼ産生菌による感染症モデル実験においてPIPCより強い治療効果を示す。PIPCの容量も多く，複雑性感染症に使用する。

…→ ⑥ 治療効果を再び評価する

図7　16病日 TAZ/PIPC 投与3日目回腸導管直接採尿検体　グラム染色所見

a

報告された感受性結果ではPIPCへの耐性化が確認され，変更が適切であることが裏付けられた．

図8　13病日回腸導管直接尿の感受性

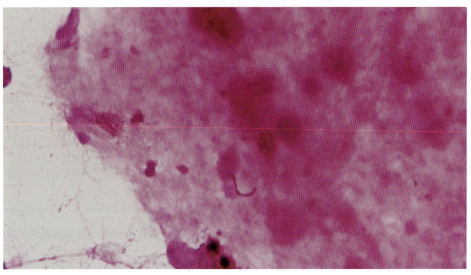

この検体以前の感受性結果では，PIPCのMICは64であったが，直接採尿検体の感受性結果は，PIPCのMICが＞64であり，PIPCが耐性となった．

図7 （再掲）

a

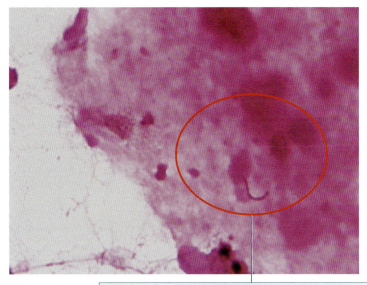

高用量投与により，粘膜内にある緑膿菌が菌体をフィラメント化しており，回腸導管内での殺菌効果を認める

図9

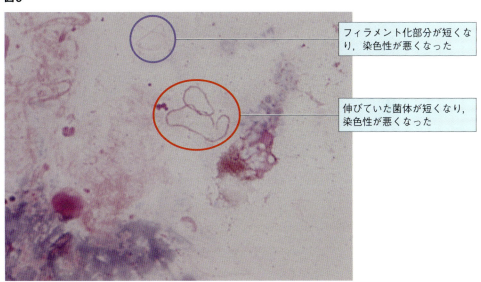

フィラメント化部分が短くなり，染色性が悪くなった

伸びていた菌体が短くなり，染色性が悪くなった

- ○：PIPC投与時と比較して菌体の伸びが短くなり，菌体全部の染色性が悪くなっている。菌体がほぼ殺菌されつつあることを示唆している。
- ○：フィラメント化が短く染色性も悪く，死菌状態と推定される。

● 2枚のグラム染色所見からTAZ/PIPCの効果を認め，改善傾向にあると判断した。

図10　24病日 TAZ/PIPC投与開始後 11日目回腸導管直接採尿検体のグラム染色所見

a

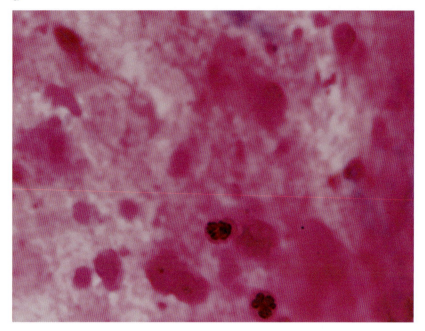

b

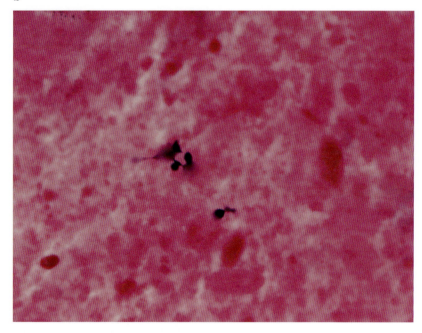

図10 （再掲）

a

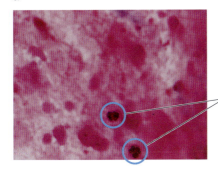

少量の白血球

バックグラウンドには，ほとんど菌体を認めず，成熟した好中球と考えられるPMNによる貪食像もない。

b

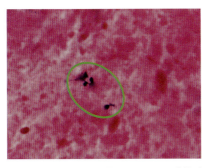

抗菌薬投与が長期化したために，真菌が検出される結果となった。しかし，菌糸の伸びがみられない幼若なカンジダ（Candida）属と推定され，真菌症への進展は否定的である。緑膿菌を示唆する菌体は認めず，培養結果でも緑膿菌は陰性であった。

● **a. b.** のグラム染色所見から，感染症はほぼ治癒していることが示唆される。

注目点

> グラム染色所見をもとに担当医とICTの連携がなされ，適時適切な抗菌薬選択により多剤耐性緑膿菌（MDRP）感染症が治癒しえた，貴重な症例である。

まとめ

- 緑膿菌は多くの抗菌薬に自然耐性を有しており，有効な抗菌薬が限定されるため，薬剤感受性検査結果に基づく薬剤選択を行うことが基本である。
- MDRP感染例では抗緑膿菌作用がある抗菌薬すべてに耐性の場合も多く，より詳細なMIC測定が必要となるが，一般の細菌検査室ではしばしば困難である。
- グラム染色による経過の追跡は連続的な観察結果によって，菌形態の変化から素早い抗菌薬の効果判定が可能なため，タイミングを逃さない抗菌薬選択には必須である。
- 本例はPIPCに対する感受性が比較的保たれていたこと，および薬剤の腎排泄性により尿中の抗菌薬濃度が高かったことなどが良好な予後につながったものと推定された。

概論　性行為関連尿路感染症とグラム染色の用い方

泌尿器症状を呈する性感染症（STD）

● 淋菌性，非淋菌性尿道炎
・排尿痛，尿道痛と尿道分泌物を主症状とする。
・病原体を絞り込むため，病歴聴取などにより性感染症を他の尿道炎と区別する。
・症状は種々の程度の排尿痛，尿道痛，尿道不快感，尿道瘙痒感など。
・膿性または漿液性の尿道分泌物を認める。
・STDとしての尿道炎は古典的に淋菌性と非淋菌性に分ける。
・非淋菌性をクラミジア性と非クラミジア性非淋菌性尿道炎に分ける。
・淋菌とクラミジアがともに分離された場合には淋菌性に含める。
・非クラミジア性非淋菌性尿道炎では*Mycoplasma genitalium*, *Trichomonas vaginalis*の病原性が確認されている。
・尿道炎は原因微生物により治療法が異なるため，微生物の特定や分離を試みる意義がある。
・尿道分泌物または初尿の沈査をグラム染色し，グラム陰性双球菌（GNDC）が白血球に貪食されていれば淋菌感染症の診断が得られる。

● 急性精巣上体炎
・グラム染色では明確な所見がないことが多いが，分泌物あれば尿道炎を伴っていると考える。

● 市中発症尿路感染との鑑別

腎盂腎炎
・病歴が明確でない場合は市中感染（一般的尿路感染）として評価を進める。
・尿沈渣を行い，WBC＞10/HPFであれば尿路感染を疑い尿の微生物学的検査を行う。
・市中発症尿路感染の起因菌は多くは*E.coli*（GNR），その他Klebsiella, *Proteus mirabillis*。
・予想外なら複雑性も考慮。
・治療開始前に尿検体や分泌液を採取し，血液培養も2セット採取する。
・グラム染色：
　・グラム陰性桿菌（GNR）：*E.coli*, Klebsiellaなどを疑う。
　・グラム陽性球菌（GPC）：Enterococcusを疑う（アンピシリンを選択する）。
・治療開始前に尿を必ず培養に提出する。
・培養結果で，必要な抗菌薬の変更（最適化とデ・エスカレーション）。
・ただし，症状なく，膿尿がなくても尿培養陽性（無症候性細菌尿）は原則治療不要。

複雑性尿路感染症
・尿道カテーテル関連，尿路閉塞，膀胱尿管逆流，残尿，尿管ステント留置中，腎瘻設置中などが関与し，緑膿菌の関与頻度が増加する。

略語
STD；sexually transmitted disease　性感染症
GNDC；gram negative diplo-coccus　グラム陰性双球菌
GNR；gram negative rods　グラム陰性桿菌
GPC；gram positive cocci　グラム陽性球菌

尿路感染症

検体：分泌物 死菌も想定し，PCR検査を常に追加する

症例11 28歳，男性
排尿痛と膿性分泌物

28歳，男性。排尿痛を訴えて近医を来院。尿道から膿の流出あり。オフロキサシン（OFLX）の処方を受けたが症状が改善しないため，当院泌尿器科を受診。6日前に風俗店を利用し，口腔による性行為の既往がある。尿所見：RBC 5～9/各視野，WBC＞100/各視野，細菌（＋）/各視野。外尿道口からの排膿あり。両側精巣上体に腫脹・圧痛なし。膿検体を提出した**(図1)**。

図1 初診時の膿状分泌物のグラム染色所見

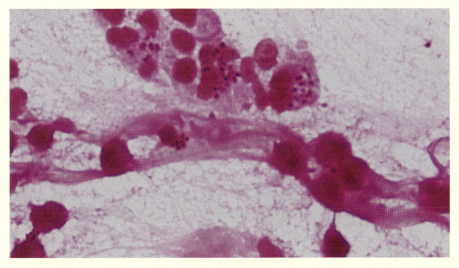

- 淋菌感染症は淋菌（ナイセリア・ゴノレア；*Neisseria gonorrhoeae*〈gonococci〉）感染による性感染症である。淋菌は発育栄養要求が厳しいため，培地による発育が難しい。蛍光抗体法やDNA検出などの検出方法もあるが，簡便にできるグラム染色所見は有用である。
- Neisseriaは直径0.6～1μmのグラム陰性双球菌で，腎臓あるいはそら豆形の球菌である。くぼみのある側で向かい合わせにペアを作っているようにみえる。

① 感染の可能性を評価する

図1　（再掲）

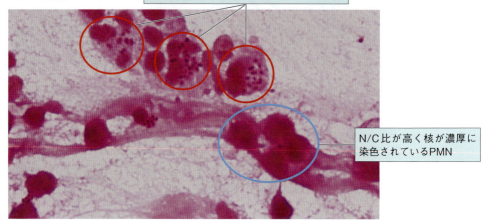

- ○：成熟した多形核白血球（PMN）に貪食された，腎臓形あるいはそら豆状と表現されるグラム陰性球菌が長辺を接して連なった双球菌である。肺炎双球菌が縦長に連なるのとは対照的である。
- ○：N/C比が高く核が濃厚に染色されている像は幼弱なPMNである。フィブリンの析出が太い帯状であることから，新鮮な感染状態と推察される。

図2　別視野のグラム染色所見

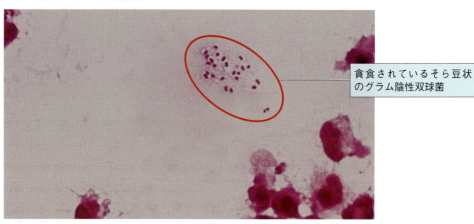

- ○：淋菌はPMNに貪食されている場合が多いが，スライドの薄い部分を観察すると菌体がよくわかる。まさにそら豆状のグラム陰性双球菌を認める。

② 起炎菌を推定する

- 泌尿生殖器系の症状を訴える患者に，腎臓形あるいはそら豆状と表現されるグラム陰性球菌が長辺を接して連なった双球菌の所見を認めたとき，淋菌の推定は容易である。

略語
MIC；minimal inhibitory concentration　最小発育阻止濃度
CLSI；Clinical and Laboratory Standards Institute　臨床・検査標準協会

3 治療薬を選択する

- グラム染色所見から淋菌尿道炎と診断された。クラミジア混合感染を考慮して，治療はセフトリアキソン（CTRX）1gを静注しレボフロキサシン（LVFX）500g×1，7日間が処方された。受診時の培養でも淋菌を検出した**(図3)**。菌が死滅している場合を考慮し淋菌のPCR検査を併用する。本例ではPCR検査も陽性であった。

図3　培養結果：塗抹鏡検

塗抹鏡検	
菌名	結果
グラム(-)球菌	1+
白血球	2+

その他検査	
検査名	結果
淋菌DNA	ヨウセイ

同定		
菌名	菌数	感…
Neisseria gonorrhoeae 淋菌	1+	

> 淋菌や髄膜炎菌，Moraxella属のグラム陰性球菌は一般的な細菌検査室では感受性試験を実施していないことに注意する。
> これは，グラム陰性球菌は発育栄養条件が厳しいため，微量希釈法でのMIC測定方法をCLSIでは確立させていないからである。

4 治療効果を評価する

- 抗菌薬投与後は速やかに症状が軽減し，排膿も認めなくなり寛解した。抗菌薬の中断による再発も多いので，軽快後のフォローアップが重要である。症状改善が乏しい場合には非クラミジア非淋菌性尿道炎としてクラリスロマイシン（CAM）の処方を考慮する。
- 非淋菌性は非淋菌性クラミジア性と非淋菌性非クラミジア性に分けられる。非淋菌性非クラミジア性はMycoplasmaやUreaplasmaの感染で発症するが，これらの起炎菌が重複して感染している症例も多く，診断・治療の際にはその点を念頭に置く必要がある。この患者のその後の再来受診では，排尿時の痛みが消失し治癒した。

まとめ

- 男性は主として淋菌性尿道炎を呈し，女性は子宮頸管炎の病態をとる。
- 男性の尿道に淋菌が感染すると，2〜9日の潜伏期を経て，尿道から膿性分泌物が排出され，排尿時には疼痛を伴う。
- 女性では男性より症状が軽く，自覚しないまま経過することが多いが，上行性に炎症が波及し，子宮内膜炎から不妊の原因になる場合もある。近年，口腔感染例（淋菌性咽頭炎）も報告されている。また，クラミジアとの混合感染も多い。
- 治療としては，スペクチノマイシン（筋注），セフィキシム（経口），オフロキサシン（経口），ビブラマイシン（経口）などが用いられる。セフトリアキソン（静注）も有効であるが，わが国では現在保険適用とはなっていない。近年，ニューキノロン系薬に対する感受性の低下が著しくなってきているといわれている。

（国立感染症研究所 IDWR 感染症発生動向調査：2002年，第22週号）

皮膚・創傷感染症

[代表的なグラム染色検体]

膿性分泌物
水疱内容物
眼脂（目やに）
耳漏
その他の体液・分泌液
腹膜透析液など

  皮膚片
  組織片
  痂皮
  爪
  鱗屑　など

体液付着物
  ドレッシング
  ガーゼ
  ドレーン
  縫合糸　など

[代表的な対象病態]

創部感染（surgical site infection）

水疱性皮膚疾患
化膿性皮膚疾患
びらん性皮膚疾患
眼炎・結膜炎
外耳道炎
中耳炎（交通性）

ほか

| 概論 | 皮膚感染症のとらえ方とグラム染色の用い方 |

皮膚の感染症の診断と治療

　皮膚の細菌感染症は皮膚表面（表皮）や粘膜面に存在する常在菌（resident flora）あるいは通過菌（transient flora）が，毛穴（毛包）や汗腺などの皮膚バリア機能が低い部位や，上皮欠損部や創などから侵入して感染が成立し，発症する。しかし，菌量や毒性など細菌側要因と，免疫や栄養など宿主側の要因のバランスで発症に至る。皮膚の細菌感染症を疑う例では培養，同定，薬剤感受性試験を指示するが，グラム染色所見によって，検査結果を予測し，早期に適切な抗菌薬を選択することが重要である。

● **皮膚の細菌感染症は以下の病態を区別する**
　① 急性皮膚感染症（急性膿皮症）
　② 慢性の皮膚感染症（慢性膿皮症）
　③ 菌の毒素やサイトカインによる全身性炎症反応疾患（SIRS）
　④ 特殊な臨床像を呈する皮膚感染症

● **急性皮膚感染症ではグラム染色が有用**

1．伝染性膿痂疹：impetigo, impetigo contagiosa
　1）水疱性膿痂疹（bullous impetigo）：虫刺され，湿疹，アトピー性皮膚炎などで併発。
　2）痂皮性膿痂疹（non-bullous impetigo）：アトピー性皮膚炎に併発例が多い。
・角層下に細菌感染が起こり，水疱や痂皮を形成。自家接種により拡大する，別名"とびひ（飛び火）"。
・乳幼児に好発し，水疱を形成する水疱性膿痂疹と，痂皮が主体になる痂皮性膿痂疹に分類される。原因菌は黄色ブドウ球菌やA群b溶血性レンサ球菌など。
・治療はセフェム系抗菌薬の全身投与が中心。

2．丹毒：erysipelas
・主にA群b溶血性レンサ球菌による真皮の感染症。
・顔面に好発。突然発熱し，急激に境界明瞭な浮腫性紅斑が拡大し圧痛や熱感が強い。
・細菌培養は検出率が低く，膿汁のグラム染色を行う。ASO，ASK値も測定する。
・治療はペニシリン系，セフェム系抗菌薬の全身投与。

3．蜂窩織炎：cellulitis

4．その他の皮膚感染症
・毛包炎（毛嚢炎：folliculitis）
・癤（せつ：furuncle），癰（よう：carbuncle）
・細菌性爪囲炎（bacterial paronychia）
・ブドウ球菌性汗孔周囲炎（periporitis staphy-logenes）：小児

※いずれも膿性分泌液のグラム染色所見から，しばしば起炎菌を推定可能である。

| 略　語 | SIRS；systemic inflammatory response syndrome　全身性炎症反応症候群
ASO；anti-streptolysin O　抗ストレプトリジンO
ASK；anti-streptokinase　抗ストレプトキナーゼ |

皮膚感染症

検体：水疱内容　皮膚バリアの下は本来，無菌のはず…

症例 12

64歳，男性
皮膚の水疱は感染性？

64歳，男性。近医にて，自己免疫疾患である水疱性類天疱瘡の診断を受けた。プレドニゾロン（PSL；ステロイド）を内服中であるが，症状が増悪したため当院に紹介され，皮膚科受診となった**（図1）**。表皮内水疱症と診断し，皮膚生検病理検査を施行した。外来での真菌検査は陰性。PSL30mg内服中で病変が沈静化しそうであることから，PSL50mgに増量することにした。リンデロン®VG軟膏（ステロイド）が塗布された。

図1　患部画像
a．腰背部　　　b．腋窩

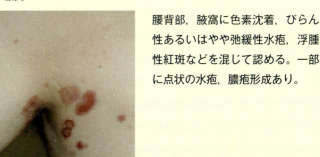

腰背部，腋窩に色素沈着，びらん性あるいはやや弛緩性水疱，浮腫性紅斑などを混じて認める。一部に点状の水疱，膿疱形成あり。

採血検査ではWBC高値で，白血球分画では好中球が優位で炎症の存在を示唆する。しかし，CRPは陰性であることから，感染症を疑っていなかった。凝固系や肝機能などに異常値はない。皮膚病変の生検と病理組織学的検査が行われた。

略語　PSL；prednisolone　プレドニゾロン

症例12：*Staphylococcus aureus*

① 感染の可能性を評価する

- 外部委託していた入院時の病理組織検査の結果が7病日目に届いた**(図2)**。角質層下に大量の好中球浸潤を認める。病理医の診断は角質層下膿疱性病変であった。いわゆる伝染性膿痂疹を疑い水疱内容液を培養した**(図3)**。

図2　入院時の生検結果

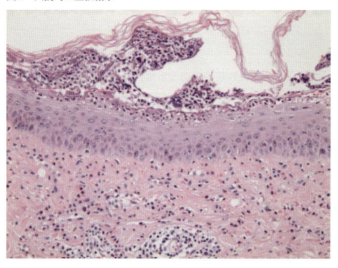

図3　7病日水疱検体グラム染色所見

a

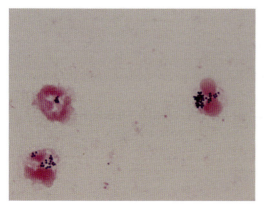

b

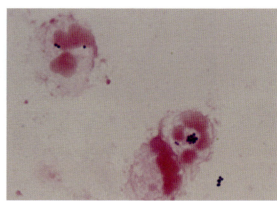

c

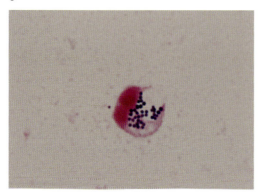

→② 起炎菌を推定する

図3 （再掲）

a

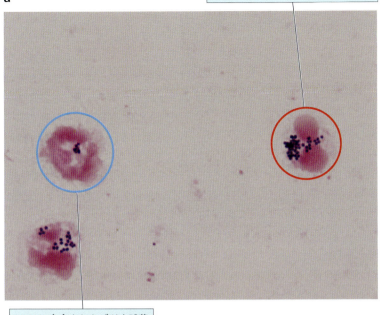

貪食されたクラスターのブドウ球菌

PMNに貪食されたブドウ球菌

○：ブドウの房状のクラスターが成熟した多形核白血球（PMN）に貪食されている。核の偏在は見られないが，細胞の中心部に貪食像がある。
○：ブドウ球菌（Staph）と推定される貪食された菌体。

PMNに貪食された正円形のグラム陽性球菌が見られる。喀痰等でみるブドウ球菌よりもひと回り小さい菌体である。ブドウ球菌が，水疱や髄液，膿瘍等の閉鎖的部位で生育した場合は，浸透圧の影響でひと回り小さい菌体になることがある。

 注目点　ブドウ球菌のコアグラーゼ産生有無は形態では判別できない。しかし，例え毒性が低いコアグラーゼ陰性ブドウ球菌であっても無菌組織内に存在する場合は原因菌と判断する。

b

貪食像　　　分裂直後のブドウ球菌

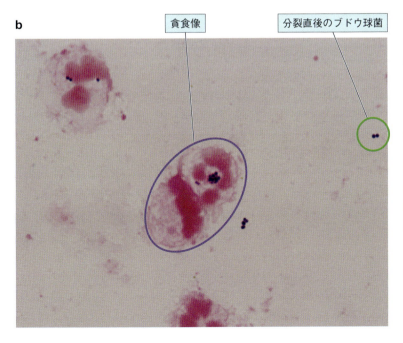

○：ブドウ球菌はブドウの房状の配列が基本だが，分裂直後は2個のペアに見えるので新たなブドウ球菌と考えられる。

> 2個の場合は肺炎球菌に見間違うことがあるが，肺炎球菌は4個以上でのクラスターを形成しないことと，菌体がランセット型であることから鑑別する。

○：成熟したPMN中心部の細胞質に貪食された菌体を認める。

皮膚感染症　症例12：*Staphylococcus aureus*

c

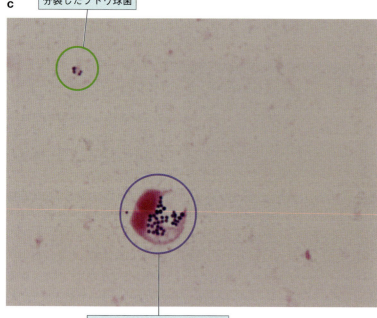

分裂したブドウ球菌

多数の菌体が貪食されている

○：貪食されたStaphと考えられる菌体。化膿菌の代表格であるStreptococcus属でもこのように多数の菌体が貪食される場合があるがStaphよりさらに小型の菌体で，大小不同が見られることが多い。重要な鑑別点はブドウの房状の集簇の有無とバックグラウンドにも貪食されていない直線的に連鎖した球菌を認めるかどうかである。本例ではレンサ球菌を認めない。
○：2個の分裂直後が確認でき，新たなブドウ球菌と考えられる。

● ステロイド投与中にもかかわらず，病変部には新たな水疱形成があり原疾患に対する治療効果を認めない。

→ ❸ 起炎菌を推定する

グラム陽性球菌を認めたことから，Staphylococcusによる膿痂疹と診断してPLSを減量し，内服抗菌薬セフジニル（CFDN）100mg × 3 / dayとゲンタシン®軟膏が処方された。

図4　7病日水疱検体の培養結果

塗抹鏡検

菌名	結果
グラム(+)球菌	1+
白血球	2+

同定

菌名	菌数	感…
S aureus （黄色ブドウ球菌）	1+	○

4 治療薬を選択する

- 培養結果がすぐに得られない場合には，グラム陽性球菌をMRSAを含むブドウ球菌属とみなして治療を開始し，後にデ・エスカレーションすることも考慮する．しかし，本例では培養でブドウ球菌が検出され，感受性検査ではMRSAが否定的であることから，通常のMSSAに有効なCFDNで問題ないと判断した．

図5　7病日水疱検体の感受性結果

	菌名		菌数
菌名(1)	S aureus （黄色ブドウ球菌）		1+

	薬剤名	菌名(1) MIC	判定
1	PCG	>8	R
2	MPIPC	<=0.25	S
3	ABPC	>8	R
4	CVA/AMPC	<=2	S
5	CEZ	<=2	S
6	CTM	<=2	S
7	CPR	<=2	S
8	CZOP	<=2	S
9	CFDN	<=0.5	S
10	CDTR	<=0.5	S
11	FMOX	<=4	S
12	IPM/CS	<=1	S
13	MEPM	<=1	S
14	GM	>8	R
15	ABK	<=1	S
16	EM	>4	R
17	CLDM	<=0.5	R
18	MINO	<=1	S
19	VCM	1	S
20	TEIC	<=2	S
21	FOM	<=4	S
22	LVFX	<=0.5	S
23	ST	<=0.5	S
24	SBT/ABPC	<=8	S
25	LZD	2	S

> ペニシリンG（PCG）とアンピシリン（ABPC）には耐性であり，ペニシリナーゼを産生していると考えられる．オキサシリン（MPIPC）に感受性であることから，菌はMSSAであると判定できる．

略語
MSSA；methicillin-sensitive *S.aureus*　メチシリン感受性黄色ブドウ球菌
MRSA；methicillin-resistant *S.aureus*　メチシリン耐性黄色ブドウ球菌

⑤ 治療効果を評価する

- 入院時の生検検体で病勢評価を目的に直接蛍光抗体法による組織染色を追加実施したが，すべて陰性の結果であった。炎症所見がみられる水疱から黄色ブドウ球菌が分離されたことから，伝染性膿痂疹の可能性がきわめて高いと判断された。

　CFDN 100mg × 3 / day内服とゲンタシン®軟膏塗布後は，水疱部が上皮化し改善傾向にある**(図6)**。水疱性類天疱瘡の増悪は否定され，15病日に寛解退院となった。

図6　11病日の所見

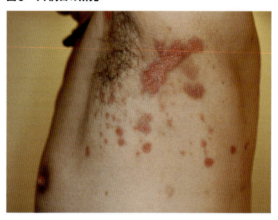

まとめ

- グラム染色所見で，本来無菌の組織内に菌体を認める場合は，観察されている菌が感染症の起炎菌と判断できる。菌種の最終同定は分離培養結果を待つことになるが，治療薬の選択や原疾患悪化の可能性評価は十分に可能である。
- グラム陽性球菌の代表格はブドウ球菌およびレンサ球菌である。菌体の特徴を知っておくことで，形態的な鑑別のスキルアップが可能となる。
- 無菌的組織における細菌感染は重症化する場合が多く，グラム染色を活用すれば，迅速で適切な治療につなげることができる。

■文献

1) 高久史麿, 尾形悦郎, ほか監修：ブドウ球菌感染症. 新臨床内科学第9版, 医学書院, 2009.
2) 金澤一郎, 永井良三, 編：伝染性膿痂疹・ブドウ球菌性熱傷様皮膚症候群. 今日の診断指針第6版, 医学書院, 2010.

- 黄色ブドウ球菌（*Staphylococcus aureus*）特にMSSAはヒトや動物の皮膚，消化管内などの体表面に常在するグラム陽性球菌であり，皮膚の欠損部や創傷から侵入し，切創や刺創などに伴う急性化膿性病変や膿痂疹，毛嚢炎，癤，癰，蜂巣炎などの皮膚軟部組織感染症の起炎菌となる。
- 感染防御機構が低下した患者ではさらに蜂巣炎，心内膜炎，髄膜炎，肺炎，肺化膿症，膿，骨髄炎など重症感染症から敗血症へと進展することがある。
- *S.aureus*は典型的常在菌ではあるが，血液や髄液，関節液などの無菌組織に存在することはない。通常，無菌組織由来の膿や穿刺液などの検体から細菌が検出された場合は，常在菌ではなく起炎菌と判断する。
- *S.aureus*感染症はその病態より，化膿性感染と毒素型感染の2つに大別される。化膿性炎症と局所の膿瘍形成である。
- 毒素型感染としては，食中毒（staphylococcal food poisoning），ブドウ球菌性熱傷様皮膚症候群（SSSS），トキシックショック症候群（TSS）などがある。
- 皮膚表在性細菌感染症である伝染性膿痂疹（IC）は黄色ブドウ球菌，A群溶連菌の皮膚角質層への感染による。ブドウ球菌性熱傷様皮膚症候群（SSSS）は*S.aureus*の感染ならびに産生される表皮剥奪毒素（ET）により発症する。一方，水疱性類天疱瘡は自己免疫性水疱性疾患であり，自己抗体により皮膚・粘膜に水疱を形成する。
- *S.aureus*のうち約30％がMRSAすなわち，黄色ブドウ球菌の薬剤耐性株であるMRSAであるとされ，手術部位感染，軟部組織感染，カテーテルなどデバイス関連感染を引き起こす。
- MRSAはMSSAと比較して毒性に大差はないが，感染後の治療が困難であることから検出時のインパクトは大きく，常に正確な評価を要求される。したがって，無菌検体では細菌培養サンプルの採取時に皮膚常在菌や環境由来の雑菌混入を防止することが必須である。
- MRSAに対する現時点での第1選択治療薬はバンコマイシン（VCM）であり，後発の抗MRSA薬が必要なのは，VCM耐性菌と薬剤過敏症例，薬剤移行性に問題がある場合など，ごく少数である。適切な薬剤選択のためには投与時の血中濃度モニタリングが必要である。

略語
SSSS；staphylococcal scalded skin syndrome　ブドウ球菌性熱傷様皮膚症候群
TSS；toxic shock syndrome　トキシックショック症候群
IC；impetigo contagiosa　伝染性膿痂疹
ET；exfoliatin　表皮剥奪毒素

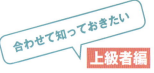

［無菌組織内に常在菌はあり得ない］

経験的に，グラム染色で貪食像を伴う場合はより重症度が高い傾向がある。

図6　ブドウ球菌感染髄液検体　グラム染色所見（髄膜炎）

髄液

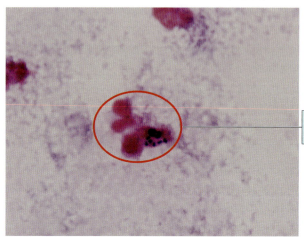

白血球が3個あり，その1つにグラム陽性球菌が貪食されている

髄炎中の細胞や細菌は採取の前後の浸透圧変化により，細胞膜が破壊される場合があるが，視野には細胞質にしっかりと貪食されているグラム陽性球菌が見られる。2個ペアのレンサ球菌にもみえ，肺炎球菌を疑わせるが，菌体が丸くランセット型配列（⇒p.17 Key Figure）ではない。一般的なレンサ球菌ならば多数が連鎖する菌群が周囲に確認できるはずだが，ここでは写真のペアのみであり，むしろ，クラスターを作るブドウ球菌と考えるのが妥当である。

> 髄液検体では浸透圧変化で白血球や菌体が収縮することを前提に観察する。

図7　劇症型A群レンサ球菌感染水疱検体　グラム染色所見（外傷）

水疱内容

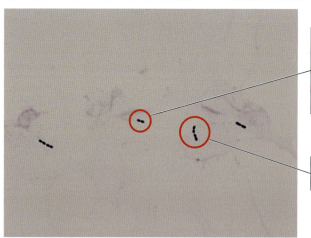

この菌体だけをみているとグラム陽性双球菌の肺炎球菌を疑ってしまう。菌体はランセット型にみえるがランセット型より丸みがあり，ハローを認めない。このことから，肺炎球菌は否定される

グラム陽性球菌で4個が連鎖している球菌である

作業中に足の甲に鉄球を落とし鈍的外傷を負った。外観上，傷はないが打撲部分に水疱形成および壊死性筋膜炎を発症した例の水疱内溶液グラム染色所見である。

注目点

> グラム染色所見の読み解きには，1菌体の形態観察にこだわり過ぎず，周囲に同種の菌体が存在するか，など多くの視野を観察して出現菌の共通形態をみて判断することが重要である。

図8 化膿性右膝関節炎関節液検体 グラム染色所見（偽痛風）

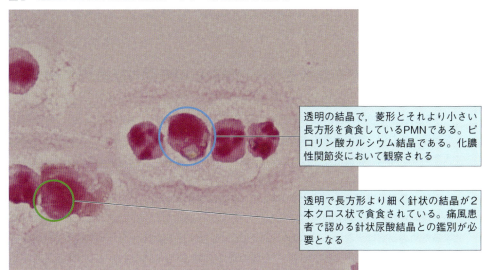

透明の結晶で，菱形とそれより小さい長方形を貪食しているPMNである。ピロリン酸カルシウム結晶である。化膿性関節炎において観察される

透明で長方形より細く針状の結晶が2本クロス状で貪食されている。痛風患者で認める針状尿酸結晶との鑑別が必要となる

痛風用発作の男性例：尿酸結晶は形態的には針状で，針束のように見える例が多い。図のような十字架状を呈することはないため尿酸結晶は否定的で，痛風に似る臨床症状からピロリン酸カルシウム結晶を疑う。菌体は見られない。

図9 殿部膿瘍膿検体 グラム染色所見（糖尿病）

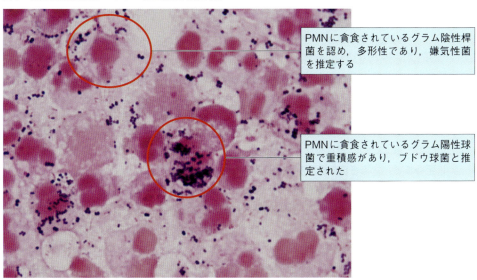

PMNに貪食されているグラム陰性桿菌を認め，多形性であり，嫌気性菌を推定する

PMNに貪食されているグラム陽性球菌で重積感があり，ブドウ球菌と推定された

糖尿病患者で，自宅階段での転倒から殿部膿瘍を形成した膿汁である。
視野全体に成熟したPMNが充満しており，「窮屈そうな眺め（confluent）」である。さらには，多数の大小グラム陽性球菌，大小グラム陰性桿菌を認める。嫌気状態では図のように，菌体が不均一であることが多く，新旧の菌体が混在する閉鎖的環境下であることが推察される。菌体観察と問診による患者背景などの情報補強が重要である。

> 培養の結果は，グラム染色所見と同様に黄色ブドウ球菌とBacteroides属が検出された。本例では，嫌気性菌を含め広域にカバーする必要性からカルバペネム系抗菌薬が使用されることとなった。

概論 手術部位感染症のとらえ方とグラム染色の用い方

手術部位感染症予防のための標準的抗菌薬投与原則
● 適切な投与目的とは
　予防的抗菌薬投与の目的は手術部位感染（SSI）の減少であり，手術部位以外の臓器（遠隔部位）感染を対象としない。術中汚染による細菌量を宿主防御機構で制御可能なレベルに下げるための補助的介入であり，組織の無菌化を目的としない（抗菌薬投与により汚染創が清潔創となることはない）。
● 投与適応をどう選ぶか
　予防的抗菌薬非使用の場合との比較で，有意に感染率が低いことがランダム化臨床試験（RCT）により証明されている術式が適応であるが，多くの清潔創ではSSIの発症率が低率であり有用性を証明するための研究は少ない。日本のガイドラインではエビデンスが不十分であっても感染成立時に重篤な転機をとる手術（例：脳神経外科，心臓血管外科領域の手術など）やリスク因子を有する例は予防的投与の適応とすることを容認している。
● 創分類からみた適応
・清潔創（クラスⅠ）：待機的手術で原則的に抗菌薬投与は不必要。
・準清潔創（クラスⅡ）：術中汚染が推定される術式で予防的抗菌薬投与の適応となる。
・汚染創（クラスⅢ）：リスク因子に配慮して予防的または治療抗菌薬投与を選択する。リスク因子がない例は予防的投与，高リスク例は治療的抗菌薬投与とし，薬剤選択や投与期間は予防的投与と区別する。
・感染創（クラスⅣ）：予防ではなく治療的抗菌薬投与が必要である。
● 抗菌薬投与の既往があれば標準的予防投与の対象とならない
　術前1カ月以内に抗菌薬使用歴のある症例では標準的な予防抗菌薬選択の適応とならない。

創感染で問題となる皮膚常在菌とグラム染色
　黄色ブドウ球菌 Staphylococcus aureus は切創や刺創などに伴う化膿症や膿痂疹，毛嚢炎，癤（せつ），癰（よう），蜂巣炎などの皮膚軟部組織感染症をはじめ，肺炎・腹膜炎・敗血症・髄膜炎などに至るまで，さまざまな重症感染症の原因菌となりうる。
　黄色ブドウ球菌の薬剤耐性株であるMRSAはSSIを含む重症軟部組織やカテーテルなどデバイス関連の院内感染を引き起こす。MRSAは強毒菌である S. aureus の薬剤耐性株であるため，血液から検出されればきわめて重大である。正確な起炎菌検索には培養検体採取時の混入に細心の注意（無菌的操作）を払う必要がある。
　S. aureus をはじめ重篤な結果を招く強毒菌では，培養同定を待たずにグラム染色による予備的診断を行って薬剤選択を行うことが臨床推論の補強のために有用である。膿性分泌液はもとより，血液培養検体の上清部分を用いた検鏡も起炎菌推定に有用である。

略語
SSI；siregical site infection　手術部位感染
MRSA；methicillin-resistant Staphylococcus aureus　メチシリン耐性黄色ブドウ球菌

■参考文献
1）「術後感染予防抗菌薬適正使用のための実践ガイドライン」日本化学療法学会 一般社団法人日本外科感染症学会,術後感染予防抗菌薬適正使用に関するガイドライン作成委員会編2016. http://www.chemotherapy.or.jp/guideline/jyutsugo_shiyou_jissen.pdf

創傷感染症

検体：分泌物 抗菌薬の変更時期はグラ染で読み解け！

症例13

55歳，女性
抗菌薬投与中の創感染

55歳，女性。高所作業中に踏み台から転落し，整形外科を受診した。左脛骨プラトー骨折の診断で整復手術が行われた。手術部位感染（SSI）予防目的でセファゾリン（CEZ）1g×2回，6日間にわたって投与されていたが，創部の発赤，圧痛，熱感が増悪しSSIが疑われた**(図1)**。創部培養の結果は陰性にもかかわらず39℃前後の発熱が持続し，創部の熱感と発赤範囲が拡大した。創縁からは少量ながら膿の排出があり，炎症反応および末梢血の白血球数も増加している。

> 明らかにSSIの所見があり，検体採取用の綿棒を縫合部に十分に押し当て，確実に滲出液を採取したかどうかに疑問が残る。また，血液培養も実施すべきであった。

図1　術後7日目の創部

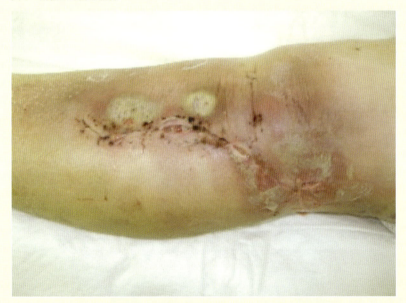

抗菌薬投与にもかかわらず発熱が持続したため，ウイルス感染を疑ってインフルエンザの迅速診断を行うも陰性であった。そのため，抗菌薬をセフォゾプラン（CZOP）1g×2回とし，6日間継続した。しかし，創の状態は改善せず，38℃台の発熱が持続した。

症例13：*Staphylococcus aureus*

⇢ 1 感染の可能性を評価する

- 創部の肉眼的所見（図1）：発赤と腫脹，膿性分泌液の排出などから創部感染の存在は明らかであり，膿性の滲出液を改めて慎重に採取し，グラム染色を行って検鏡した（図2）。

図2　創部滲出液検体におけるグラム染色所見

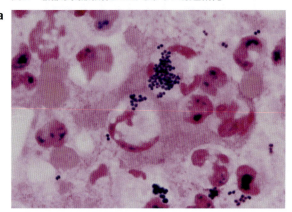

フィブリンや血漿成分と考えられる無構造だが多様な染色性を有する成分を背景に，多形核白血球（PMN）の集簇が多数観察され，一部は破壊されている。いわゆる，膿性分泌物である。グラム陽性の球菌のクラスターが見られるが，クラスターごとにサイズが異なる。一部に陰性に染まる双球菌も見られるが，PMNによる貪食は見られない。

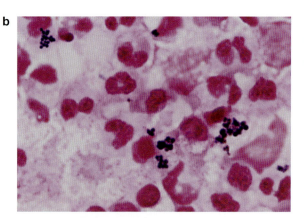

視野を下方に移動させたbでは，視野a上部に見られたクラスターを形成するグラム陽性球菌と比較して，サイズが大きいが同様の集簇傾向がある球菌が確認できる。

⇢ 2 起炎菌を推定する

図2を一部拡大

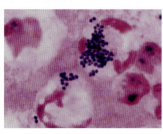 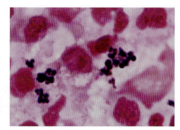

- 集簇傾向があるグラム陽性球菌が確認できるが，標準的なブドウ球菌と比較するとサイズが不均一で，有効とは言えないまでも抗菌薬の影響を受けている可能性がある。投与中の抗菌薬は長期間継続投与しているものの，菌は排除されていない。経過中投与されたCEZ，PIPC，CZOPに対して耐性を有する菌であることが推定される。起炎菌はβラクタム剤に耐性を有する黄色ブドウ球菌（MRSA）と考えられる。

③ 治療薬を選択する → 標的はMRSAのみでよいか

④ 治療効果を評価する

図2a（再掲）

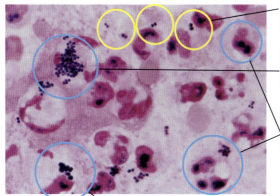

- 菌種不明のグラム陽性双球菌で集簇傾向はない（膨化傾向あり）
- サイズが小さく，不揃いな菌体（抗菌薬ダメージの兆候）
- 細菌を貪食後に融解しつつあるPMN（膿の成分となる）
- サイズが大きめで不揃いな菌（膨化傾向）

成熟した白血球が，ブドウ状に集簇する多数のグラム陽性球菌を貪食している像がみられる。また，多くの白血球は細菌を貪食した状態で融解し，残渣（ゴースト）化しており，どの視野でもそれら新旧の炎症細胞密度がきわめて高いことから閉鎖された創の内部で細菌が増殖し，軟部組織感染が遷延していたことが示唆される。**図2a**には，貪食されていない菌体も見られ，菌体の大小不同も著しいことから，抗菌薬の効果は認められるものの，菌を消滅させることができず，投与中の抗菌薬の効果が限定的であることを示唆する。

外部にドレーンされていない感染創では，PMN密度が高くなる（膿性分泌物の形成）。

抗菌薬が充分に効果を示している場合は，細菌のサイズは次第に小さく（あるいは大きく）なり，グラム染色では確認が困難になる。最終的には消滅して治癒に向かう。一方，抗菌薬の効果が不充分な場合には，菌体の変形が始まり，大きさが不均一となるものの菌は消滅せず，幼弱な白血球の出現や菌の貪食像が継続的に観察される。抗菌薬がまったく無効な場合は，菌の形状や出現数は増加し炎症所見はより明瞭になる。

⑤ 治療方針の変更

- この時点では培養同定結果が得られ，報告はやはりMRSAであった。抗菌薬を抗MRSA薬に変更するとともに，グラム染色所見から創を開放して壊死組織を一掃する必要があると判断された。創部の開放洗浄・デブリードマンが行われた**(図3)**。また，抗菌薬はMRSAに対して殺菌性で皮下組織，骨組織への移行性が良好なテイコプラニン(TEIC)に変更した。

図3　創部の局所所見

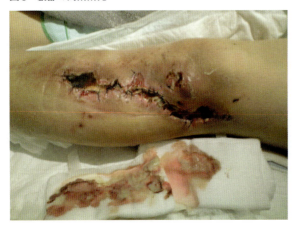

- 創感染では，炎症性体液の貯留により皮下組織内圧が高まると白血球や血漿蛋白成分，細菌などからなる膿が体外に排出できないばかりか，局所血流が障害され抗菌薬の到達効率も低下すると考えられる。そのため，ドレナージによる排膿や創部の壊死組織の除去(デブリードマン)が重要である。

⑥ 治療効果を判定する

- TEICが14日間投与され，創の状態は徐々に改善している。投与の終了と創の閉鎖について判断する必要がある。培養を繰り返すとともにグラム染色で創の擦過検体を観察した**(図4)**。

図4　滲出液のグラム染色所見

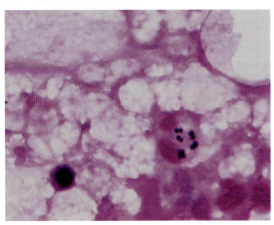

細菌はほとんど見えないが，PMNの胞体内には形態が維持された状態の陽性球菌が観察される。一見双球菌様に配列しているが，残存したブドウ球菌と考えられる。TEICの効果は得られているものの，MRSAの完全な排除には至っていないと判断される。

抗菌薬の整理

ティコプラニン(TEIC)：グリコペプチド系抗MRSA薬。トラフ値を上げるために初回投与量はローディング量として増量する必要がある。分布容量が大きく，組織移行性が高いが効果の発現時間はバンコマイシン(VCM)と同等で，24時間程度かかる。

リネゾリド(LZD)：深部皮膚への移行性がよいが，本来はVCM耐性菌のための薬剤である。

⇢ 7 治療薬の再変更

- TEICの効果は得られおり，バンコマイシン耐性黄色ブドウ球菌（VRSA）などの高度な耐性ブドウ球菌ではないものと考えられる．しかし，グラム染色ではMRSAが残存している**(図4)**．早期の菌の排除を目的に，細胞内や皮下組織への移行性に優れるリネゾリド（LZD）に変更した**(図5)**．

図5　LZD5日投与後の創部検体のグラム染色

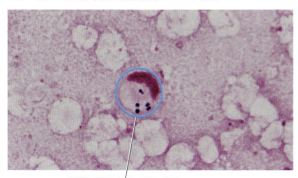

大小不同．
菌はまだ死んでいない

図6　創の肉眼所見

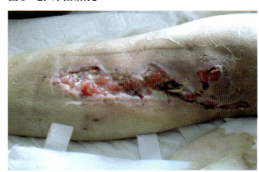

図7　滲出液のグラム染色所見（閉鎖直前）

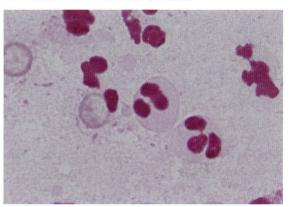

創には健常な肉芽が見られ**(図6)**，グラム染色ではバックグラウンドおよび成熟した白血球内にも菌体を認めない**(図7)**．幼弱な白血球も少ないことから創部の炎症反応は改善しつつあることが示唆される．LZDを14日間投与後，創を閉鎖することができた．

> **まとめ**
> - 感染の成立を確認するためには白血球の貪食像に注目する．成熟した白血球の核が偏在し，胞体（細胞質部分）が拡大して貪食が容易な状態にある細胞を中心に観察する．
> - バックグラウンドにある細菌数やフィブリン量からは抗菌薬の効果が推定できる．
> - 貪食像が消失することで起炎菌の排除（治療）が完了したことを判断することもできる．
> - 白血球内で貪食後の融解を免れた起炎菌は直接抗菌薬に曝露しないため，抗菌薬投与量を増やして細胞内に届けるか，移行性のよい薬剤に変更し，菌を確実に排除するまで投与を継続する．グラム染色で菌の形態が維持されている状況で治療を終了した場合，MRSAは再び増殖することがある．
> - 局所の状態をグラム染色で追いかけることは治療終了の判断にも有用である．

略語　VRSA；vancomycin- resistant *Staphylococcus aureus*　バンコマイシン耐性黄色ブドウ球菌

概論 創傷に伴う感染症の考え方とグラム染色の用い方

　軟部組織損傷は鋭利な器具や機械的応力などで，皮膚，脂肪組織，腱，筋肉や筋膜，血管，末梢神経などの組織が切断，破裂，挫滅した状態を指し，一般に"創傷"と表現する。

　"創"は皮膚・粘膜が欠損して外部と交通している開放創と鈍的外力により皮下の組織のみが損傷した非開放性損傷がある。皮膚の欠損はもとより穿通創がある場合は細菌の侵入は不可避と考えられる。

● 創傷の分類（NNIS）

　創傷は外傷や手術創などの急性創傷と，褥瘡や循環障害などに伴う慢性創傷に分類される。さらに，清潔度に従って清潔創（Class Ⅰ：clean），準清潔創（Class Ⅱ：clean-contaminated），汚染創（Class Ⅲ：contaminated），感染創（Class Ⅳ：dirty-infected）に分類される。

　清潔創とは消化管や気道などの常在菌が存在する組織との交通をもたない手術創などを指し，多くの外傷創は汚染創あるいは感染創である。外傷直後は，細菌や異物が創面に付着するものの組織内に侵入して増殖していない段階にあり，外観的には準清潔創との区別が難しい。しかし，創面や組織内に侵入した細菌は創の閉鎖後に増殖し，感染創を形成する。したがって，待機的な手術時のように一期的に閉鎖すると術後に創感染が顕性化することがある。

● 破傷風に着目した創傷の汚染度評価

表1　ACS（American College of Surgeons）による創分類

創の特徴	破傷風を起こす可能性の高い創	破傷風を起こす可能性の低い創
受傷してからの時間	6時間以上	6時間未満
創の性状	複雑（剥離，創面が不整など）	線状
創の深達度	1cm以上	1cm未満
受傷機転	事故等による挫創，刺創，熱傷，重症凍傷，銃創	切創（ナイフ，ガラスなど）
感染兆候	あり（局所の発赤，腫脹，疼痛）	なし
壊死組織	あり	なし
異物	あり（土壌，糞便，唾液など）	なし
創部の虚血	あり	なし
創部の神経障害	あり	なし

● 創傷感染・周術期感染症

　待機的な手術では術後の汚染度をある程度推測できるが，急性外傷では切創を含めて汚染度を肉眼的に判断することは困難である。したがって，すべての創は汚染創または感染創であると認識して管理する必要がある。周術期感染は抗菌薬や抗毒素，ガンマグロブリンの投与のみでは防止できない。嫌気性菌では創を閉鎖することによって病原体の増殖を誘発する結果となりうる。

　特に嫌気性菌の培養は好気性菌と比較して技術的に難しく，結果的に発育が得られないために同定が困難な例も多い。

● 創傷感染症におけるグラム染色の応用

　一次的に閉鎖された手術創を再び開創することは，多くの外科医にとって抵抗感がある処置である。しかし，創部に炎症所見が存在する場合には創部感染の存在が疑われる。創を開かずに嫌気的状態を維持することは創の内圧を高める結果循環も障害され，抗菌薬の局所移行を悪化させる可能性もある。

略 語　NNIS；National Nosocomial Infections Surveillance　院内感染サーベイランスシステム

創傷感染症

検体：分泌物 トキソイド投与後23日目の破傷風発症？

症例 14
55歳，男性
電動ノコで右指を切断

55歳，建築業の男性。電動ノコギリを用いて木材の切断中，誤って自身の右手指を切断して受診した(**図1**)。来院後，破傷風トキソイドと抗菌薬の投与を受けるとともに右第2指の再接合手術を受けた(**図2**)。

受傷後23日目に開口障害を自覚し救急室受診した。

体温 36.6℃，血圧 164/94，SpO_2 98％。診察では冷汗と項部硬直の所見があり，完全な開口は困難であったが，会話可能な状態であった。接合部の所見は**図3**のとおりであり，先端部に明らかな血流障害があり，組織の壊死が推定される。

図1 受傷直後の局所所見

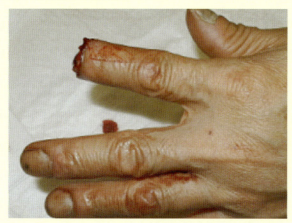

図2 接合術後の局所所見

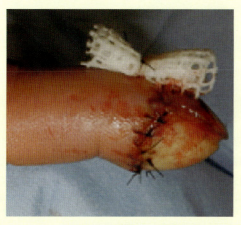

図3 再来時の所見（受傷後23日目）

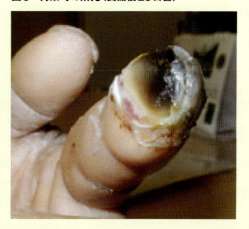

⋯→ ① 感染の可能性を評価する

創部の擦過で得られた分泌物検体をグラム染色し，**図4**の結果を得た。

図4 創部擦過検体におけるグラム染色所見（救急再来受診時）

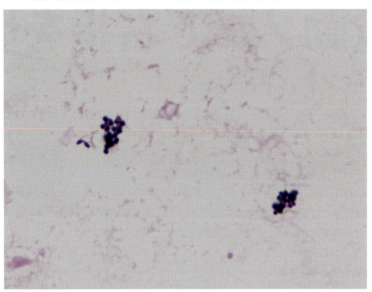

⋯→ ② 起炎菌を推定する

図4 （再掲）

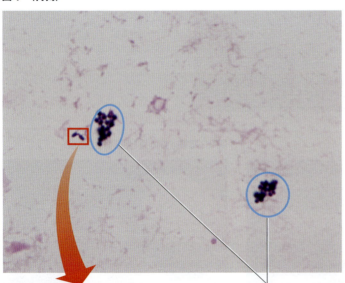

グラム陽性双球菌またはブドウ球菌にもみえるが，拡大すると菌体のサイズは不均一なうえ，紐様の構造で2個がつながってみえるグラム陽性桿菌である。和太鼓のバチ（撥）やヌンチャク様に見える。このような形態は破傷風菌の特徴である。

黄色ブドウ球菌と誤認し，抗MRSA薬（バンコマイシンなど）を投与した場合，本菌には無効であり病態の悪化を招く。

図5 血液培養検体におけるグラム染色所見（救急再来後3日目）

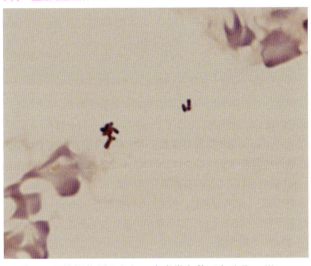
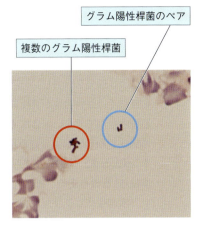

- グラム陽性桿菌がみられ，皮膚常在菌であるBacillus cereusを思わせる。また，擦過物検体（図4）ではグラム陽性のブドウ状球菌にみえる部分もあり，グラム陽性桿菌であるはずの破傷風菌Clostridium tetaniとは形態や染色性が一致しない。
- しかし，サイズが不均一なうえ，一部に「ヌンチャク様」に紐状の構造で2個つながってみえる菌体が確認できる。この形態はC.tetaniの典型像のひとつである。
- さらに血液培養検体グラム染色（図5）でも，ペアのグラム陽性桿菌が確認できる。

図6 先端部が太く見える典型所見

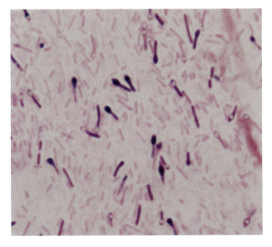

ヒメネス染色と比較すれば芽胞の染色性が劣るグラム染色では，特徴のない常在性のグラム陽性桿菌にみえる。このため，contamination（雑菌の混入）と判断されがちなので注意が必要である。

まとめ
- 典型的な破傷風は強直性麻痺などの特有の症状から臨床的に診断される。
- 本例は周術期に破傷風トキソイドが投薬され，一定期間を経過していた。このような例で神経症状が明確でない場合，破傷風を鑑別疾患から除外しがちである。
- 治療の要である抗破傷風ヒト免疫グロブリン療法は発症初期の投与が必要である。
- 破傷風菌の培養には，厳密な嫌気状態となる特殊増菌培地が必要であるが，なお発育が得られない場合も多いため，早期診断の根拠としてのグラム染色は有用である。
- 確定診断は破傷風菌の培養同定による。

③ 治療薬を選択する

Clostridium感染症マネージメントの基本

- 外傷による創は基本的に汚染創として取り扱う。
- 創は汚染部分を除去し，可能な限り開放的に処置し嫌気的状態を作らない。
- 切断肢では血管吻合が可能ならば実施し，十分な血流による好気的な状態を保つ。
- 血管吻合ができない場合は切断面を保護的に清浄化したうえで必要なドレーンを置く。
- 臨床症状から破傷風を疑う場合にはグラム染色や培養の結果を待たず破傷風トキソイドワクチン（0.5mL，筋肉内投与）[*1]とヒト破傷風免疫グロブリン（TIG 1,500〜3,000単位を1回投与）を投与する。確診例には第1選択として下記の抗菌薬を用いる。

    水溶性ペニシリンGカリウム（PCG）：400万単位，静注，6時間ごと，10日

- 発症後の確診例では筋痙攣を助長する場合があるため，以下を用いることもある。

    ドキシサイクリン：100mg，経口，1日2回
    メトロニダゾール：500mg，経口，8時間ごと

> 本例では初期にトキソイドが投与されていたが，手術時の創の清潔度評価や清浄化のための処置，観察，発症早期の適切な抗菌薬による治療が十分ではなかった可能性がある。

抗菌薬の整理

水溶性ペニシリンGカリウム（PCG）

- ペニシリン系抗菌薬は現在なお肺炎球菌やレンサ球菌，梅毒に対する強力な治療薬である。
- 血中半減期が短く，頻回投与（4〜6回/日）が必要で有効性が高いにもかかわらず，使用にあたっては煩雑さから敬遠される傾向がある。
- 投与間隔が短いことから血中濃度が不安定になるため投与時間を守る必要があり，ケア実施スタッフへの説明が必要。
- β-ラクタム系抗菌薬は血中濃度維持が有効性につながる（時間依存性）ので，持続投与が選択されるが十分量の投与が必要。
- カリウムを含有しているのでカリウム制限中の患者は要注意。1日のカリウム投与量は1,200万単位で18.4mEqである。
- 広域ペニシリンと比較し，好気性のグラム陽性菌や嫌気性菌に対しての有効性は高い。

[*1] 1981年以降の出生児には三種混合ワクチン（改良型の沈降精製DPT［D〈ジフテリア〉，P〈百日咳〉，T〈破傷風〉］）が接種されており，ジフテリア，破傷風に対する成分はトキソイドが利用されている。それ以前の出生児にはワクチン接種が中止されていた時期があるため，免疫ができていない可能性を考慮する。

略語　TIG：tetanus immune globulin　破傷風免疫グロブリン

図7　創部擦過検体のグラム染色例（1）

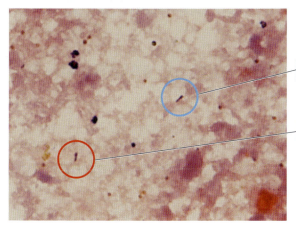

双球菌としては，ペアの形状が不揃いである

双球菌にもみえるが，一端に膨らみがある

慎重に観察すると，どちらの菌体も一端が膨らんで見え，いわゆる太鼓のバチ状であることが確認できる。

図8　創部擦過検体のグラム染色例（2）

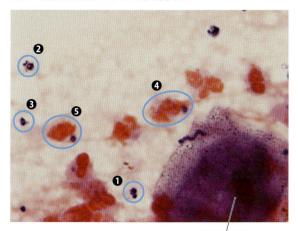

上皮細胞

フレッシュな検体では白血球の胞体が，より赤く染色される傾向がある。

桿菌か球菌かの判断に窮するグラム陽性に染まる菌体（❶～❺）がみられるが，真菌（⇒p.72，97）と比較して明らかに小さい。また，棍棒状に見える*Bacillus cereus*（セレウス菌）（⇒p.174）と比較すると形態が不均一である。

❶～❸ 中央部が染色されていない桿菌，あるいは双球菌にも見える。❹❺PMNの胞体内に貪食されているように見え，起炎菌である可能性が高いことが示唆される。

グラム染色における破傷風菌の特徴

- 一般的に破傷風菌は，図6（p.135）のように一端に芽胞をもつ桿菌である。
- 芽胞部分は本来の菌体より大きいため太鼓バチ状の形状に見える。
- 臨床検体では，ブドウ球菌のようにみえることが多い。その理由は一般に教科書などで紹介されている画像は芽胞が強調されるヒメネス染色によるものであることが多いためである。

> ヒメネス染色はRickettsiaの染色法であるが，Clostridiumも容易に確認できることから，臨床検体における検出にはグラム染色と併用することがある。本染色法は肺炎の起炎菌として問題になるレジオネラ（*Legionella pneumophila*）の検出にも有用である。

- グラム染色による検鏡では*C.tetani*の芽胞（**図6**）が十分に染色されず，菌体のみが染色されるため太鼓バチ状の桿菌あるいは球菌の集簇（クラスター）として確認されることがある。
- *C.tetani*は培養初期には染色性がグラム陽性であるが，長期間培養するとグラム陰性に変化する傾向がある。

創傷感染症　症例14：*Clostridium tetani*

概論　骨盤内感染症のとらえ方とグラム染色の用い方

　小骨盤を占める腹膜の炎症を総称するが，広義には子宮・付属器・小腸・直腸など骨盤内臓器，あるいはそれらを覆う臓側腹膜や壁側腹膜の炎症を骨盤内感染症/骨盤腹膜炎（PID）とよぶことがある。

　婦人科領域では，卵管炎，卵巣周囲炎，卵管・卵巣膿瘍を含む非特異的感染症である。ほかに外陰・腟部への感染症があり，性器ヘルペス感染症，尖圭コンジローマなどがある。原因は子宮を介しての上行性感染（主に性感染症）であり，淋菌（⇒p.112），クラミジア，大腸菌や腟・頸管の常在菌群の感染が原因となる。

●性感染の多くは複合感染

　近年，大腸菌やBacteroides（⇒p.140）などの一般細菌が増加し，多くは複合感染である。結核性は血行性の場合もある。若年者，複数の性行為パートナー，経腟的医療行為（人工授精など），子宮内膜細胞診，子宮内避妊器具（IUD）などが危険因子となる。

●放線菌は腫瘍との鑑別も必要

　IUD装着患者では放線菌感染（actinomycosis）の頻度も高い。起炎菌*Actinomyces israelii*が産生する蛋白分解酵素により，腹膜や筋膜などの臓器境界を越えて浸潤性に進展する。悪性腫瘍との鑑別が問題となることがある。

●骨盤内感染症の一般症状

　発熱，下腹部痛，内診による付属器領域の圧痛，帯下の増量などを症状とするが，無症状のことも少なくなく，特にクラミジア感染の2/3は無症状。またクラミジアは卵管に炎症が波及しても，ほかの菌と比べて激烈な症状に乏しく，下腹部痛のみで，白血球増加や発熱などの炎症所見を認めない。感染を反復，慢性化した場合，卵管狭窄から20%が不妊となる。診断は子宮頸管擦過検体からの病原体の同定，抗原検査が第1選択。グラム染色では多核白血球が多数見られるものの，核内封入体などの所見が見られないことが特徴である（参考：https://www.uptodate.com/contents/image?topicKey=83019&imageKey=ID%2F56547&source=outline_link&search=）。

　嫌気性菌には，芽胞を有するClostridium属菌や，両端が尖った紡錘形の形状を示す*Fusobacterium nucleatum*など形態的に特徴をもつ細菌がある。このため嫌気性菌感染症の診断において顕微鏡検査は重要であるが，多くの嫌気性菌は形態やグラム染色性のみでは菌種の推定が困難であり，菌種の決定は分離培養と同定検査が必要である。嫌気性菌感染症における顕微鏡検査の意義は，特殊形態による菌種の推定とともに，喀痰における誤嚥所見，喀痰や皮膚軟組織における壊死組織の存在など感染病巣の情報から嫌気性菌の関与を疑い，抗菌薬の選択や有効性の評価に活かすことである。

略語
PID；pelvic inflammatory disease　骨盤腹膜炎
IUD；intrauterine cotraceptive device　子宮内避妊器具

体腔内感染症

検体：膿汁 骨盤内の感染症では嫌気性菌をマークせよ！

症例 15

55歳，女性
ドレナージ後も発熱持続

55歳，女性。子宮頸がんで子宮全摘術を受け，術後放射線療法中にダグラス（Douglas）窩膿瘍を発症。保存的かつ経験的治療として，イミペネム/シラスタチン（IPM/CS）0.5g × 2 / day 6日間 投与されるも症状の改善は得られず，切開排膿が実施された。抗菌薬はセフメタゾール（CMZ）1g × 2 / day 5日間で投与を終了した。しかし，投薬終了2日後の13病日に38.2℃の発熱を認め，CMZ 1g × 2 / day を再開したものの，なおも解熱しなかったため，15病日に感染症対策チーム（ICT）にコンサルトがあった。本例は過去にもIPMの投与歴がある。

図1 13病日の採血データ

01 血算			26 コメント	
02 WBC・白血球数		147.5 H	27 コメント	
03 RBC・赤血球数		281 L	28 コメント	
04 Hgb		8.2 L	29 コメント	
05 Hct		23.3 L	30 CRP	17.71 H
06 MCV		83.0	31 T-Bil	0.41
07 MCH		29.2	32 AST(GOT)	37
08 MCHC		35.1	33 ALT(GPT)	32
09 RDW		16.91 H	34 LDH	131
10 PLT・血小板数		47.3 H	35 ALP	536 H
11 MPV		6.8	36 γ-GTP	69 H
12 Pct		0.319	37 TP	5.4 L
13 PDW		16.4	38 Na	138.7
14 血液像			39 K	3.81
15 Neut	%	87.2 H	40 Cl	104.4
16 Lymp	%	4.8 L	41 Ca	7.7 L
17 Mono	%	7.5	42 BUN	5.9 L
18 Eosi	%	0.2	43 CRE	0.51
19 Baso	%	0.3		
20 Neut	X10^2/μl	129.0		
21 Lymp	X10^2/μl	7.0		
22 Mono	X10^2/μl	11.0		
23 Eosi	X10^2/μl	0.0		
24 Baso	X10^2/μl	0.0		
25 コメント				

白血球数が増加し，分類では好中球が87％と優位であった。CRPも上昇しており炎症反応を認め，総蛋白（TP）が5.4g/dLと低値であった。

略語 ICT；infection control team 感染症対策チーム

⋯▶ ① 感染の可能性を評価する

図2　15病日　膿汁のグラム染色所見(1)

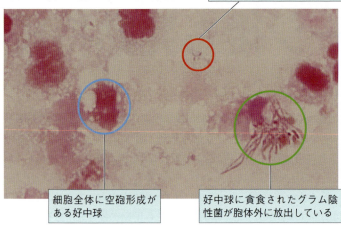

グラム陰性の小桿菌で，菌体周囲にハローを認める

細胞全体に空胞形成がある好中球

好中球に貪食されたグラム陰性菌が胞体外に放出している

○：成熟した多形核白血球（PMN）だが放射線治療の影響からか，細胞質全体に空胞があり，PMN本来の機能である貪食作用は期待できない疑いがある。

○：グラム陰性の小桿菌で，菌体周囲に透瞭部分（ハロー）を認める。

○：PMNに貪食されたグラム陰性桿菌がPMNの融解により，胞体外に放出されている状態と考えられる。抗菌薬の効果を認めるが排除に至っていないと考えられる。

● 体腔内から得られた液体中に，多数のPMNとPMNの細胞質外に放出されたグラム陰性桿菌が見られ，抗菌薬の影響を受けて変形しており，感染の存在に疑いはない。抗がん化学療法中であることから好中球機能の低下も推定される。

⋯▶ ② 起炎菌を推定する

● 嫌気的な体腔内の膿瘍から得られた膿汁であり，グラム陰性桿菌の短桿菌の存在が確認されたこと，疑われる嫌気性菌で，多形性を示すことからBacteroides属が最も疑われる。

図3　15病日　膿汁のグラム染色所見(2)

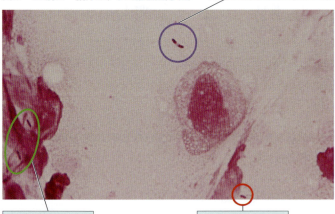

中央部の陥凹（透けてみえる）

グラム陰性短桿菌

グラム陰性短桿菌

○ ○：嫌気性菌では菌体の中央部が染色性が低く，透けてみえることがあり，ハローが確認される場合もある。

○：グラム陰性桿菌の短桿菌であり，このような菌体で，多形性を示している場合はBacteroides属が疑われる。

○：フィブリンの析出を認める。

グラム陰性桿菌をより観察しやすくするために，グラム染色法の後染色としてサフラニンの代わりにパイフェル（pfeiffer）試薬を用いる。さらに染色時間を長くすることによって赤みが強くなり，形状観察が容易になる。
当施設では，グラム陰性桿菌の関与が疑われBacteroides属などの嫌気性菌を確認する場合はグラム染色におけるサフラニンの"赤み"を濃くするためにpfeiffer液でカウンターステインして観察することがある。

⋯▶ ③ 治療薬を選択する

- 抗菌薬療法は原則的には単剤によるmonotherapyが原則だが，本例では過去頻回にカルバペネム系抗菌薬が使用されたとの情報から，耐性化の可能性や今後の耐性化防止を意図して，カルバペネム系薬の使用を控え，好気性のグラム陰性桿菌に対してはアミカシン（AMK）を，嫌気性菌にはクリンダマイシン（CLDM）の併用療法を選択した。
- 今日の臨床医はAMKをはじめとするアミノ配糖体（aminoglycosid）系抗菌薬の使用経験に乏しいこと，腎毒性の副作用が知られていることなどから，より広域の薬剤を選択する傾向がある。しかし，感受性菌に対しては新しい抗菌薬以上の有効性を示す例が少なくないこと，さらにCLDMとの併用により，好気性と嫌気性両菌への対処が可能であることを考慮しAMK 400mg × 1 ＋ CLDM 1,200mg × 1 を投与することとなった。

> 排膿目的の膿瘍切開により得られた膿汁の細菌培養結果では培養陰性であった。その理由は，抗菌薬投与中であったことが挙げられるが，グラム染色所見（図2）では抗菌薬の効果は不十分であることが推定されており，その後の悪化を許したものと推察される。同定検査ではグラム染色所見に一致する，バクテロイデス・フラジリス（*B. fragilis*）が検出された。

図4　15病日　膿汁の培養結果

塗抹鏡検

菌名	結果
グラム(+)球菌	少
グラム(-)桿菌	1+
白血球	3+

同定

菌名	菌数	感…	菌コメント
Bacteroides fragilis	2+	○	

図5　15病日　膿汁培養の感受性結果

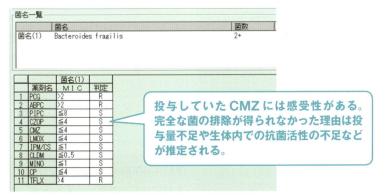

菌名一覧

	菌名	菌数
菌名(1)	Bacteroides fragilis	2+

	薬剤名	菌名(1) MIC	判定
1	PCG	>2	R
2	ABPC	>2	R
3	PIPC	≦8	S
4	CZOP	≦4	S
5	CMZ	≦4	S
6	LMOX	≦4	S
7	IPM/CS	≦1	S
8	CLDM	≦0.5	S
9	MINO	≦1	S
10	CP	≦4	S
11	TFLX	>4	R

> 投与していたCMZには感受性がある。完全な菌の排除が得られなかった理由は投与量不足や生体内での抗菌活性の不足などが推定される。

⇢ 4 効果を判定する

図6　22病日 膿汁検体のグラム染色所見

a

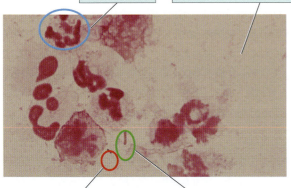

- 過分葉のPMN
- バックグランドには菌体を認めない
- 菌体が小さくなった B. fragilis
- 抗菌薬作用によりフィラメント化している

○：放射線治療の影響からか，過分葉のPMNが確認できる。抗がん化学療法中には同様の細胞が見られることがしばしばあり，好中球の機能低下と感染症に対する脆弱性を示唆する。難治例となる場合が多い。

○：*B. fragilis*と推定される菌体は抗菌薬の作用からか菌体サイズは小さい。

○：菌体が変形し，バックグラウンドには菌体を認めないこと，幼弱なPMNがないことから改善傾向と判断される。

注目点

大きいグラム陰性桿菌は菌体が長く変形し，膨張している。この現象を抗菌薬作用によるフィラメント化と表現され，抗菌薬の有効性を示す指標となる。小さいグラム陰性桿菌の菌体中央部分が透けて見える所見から，嫌気性菌が疑われる。菌量が少なく治癒傾向を示している。

b

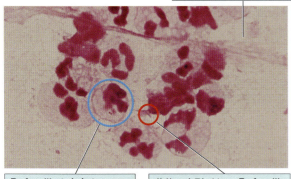

- 全体的にバックグラウンドには菌体を認めない
- *B. fragilis*を貪食するPMN
- 菌体の変形がない *B. fragilis*

○：成熟したPMNに*B. fragilis*と推定される菌体が貪食されている。

○：菌体が変形していない，比較的フレッシュな*B. fragilis*と思われる。

フレッシュな菌体は存在するものの，幼弱なPMNは見られないことから改善傾向と考えられる。

図7　22病日　膿汁の培養結果

塗抹鏡検	
菌名	結果
グラム(-)桿菌	少
白血球	2+

同定		
菌名	菌数	感… 菌コメント
Bacteroides fragilis	少	○

AMK 400mg × 1 ＋ CLDM 1,200mg × 1を6日間投与の効果はみられるが，*B. fragilis*がなお検出された。しかし，グラム染色所見と同様に改善傾向で，菌量は2＋から少量に減少している。

図8　22病日 膿汁培養の感受性結果

	菌名		菌数
菌名(1)	Bacteroides fragilis		少

	薬剤名	菌名(1) MIC	判定
1	PCG	>2	R
2	ABPC	>2	R
3	PIPC	≦8	S
4	CZOP	8	S
5	CMZ	≦4	S
6	LMOX	≦4	S
7	IPM/CS	≦1	S
8	CLDM	≦0.5	S
9	MINO	≦1	S
10	CP	≦4	S
11	TFLX	>4	R

> *B. fragilis* の感受性では，CLDMに感受性である状況に変化はなく，耐性傾向を示していない。

- 22日目の感受性結果では好気性のグラム陰性菌の検出がないことからAMKを中止し，嫌気性菌への効果がより期待できるピペラシリン（PIPC）に変更した。*B.fragilis* はペニシリンに抵抗する場合があるが，検出されている *B.fragilis* はPIPCに感受性があることが確認できる。

> 結果的に，より嫌気性菌にシフトした治療方針となった。患者の闘病意欲が低下しており，早急の改善が必要であることを踏まえ，担当医が協議の前から十分に検討していたことが明確な判断につながった。

- 嫌気性菌のMIC測定は，一般細菌検査室で実施していない場合が多く，当施設でも検査は外部委託であった。結果の報告は検体提出から1週間以降となり患者の状態変化にリアルタイムな対応はできない状況であった。また，好気性菌の感受性結果も院内細菌検査室で最短で3日間程度を要する。このような検査結果判明までのタイムラグが，細菌検査の結果をタイムリーに反映しにくい要因となっている。そこで正式結果を待つまでの間はグラム染色所見から治療の効果を評価することが必要である。

注目点

- 体腔内の感染症であり，嫌気性菌をカバーする必要からCLDMを併用した。
- AMKは嫌気性菌には無効であるが，グラム染色で確認された陰性桿菌は好気性か嫌気性かが不明であることから，当初は両者を考慮する必要があった。この場合，嫌気性と好気性に有効なカルバペネム単剤が選択される場合も多いが，すでに投与歴があったことと症状改善後のデ・エスカレーションを考慮して2剤を併用した。

略語　MIC；minimal inhibitory concentration　最小発育阻止濃度

- 創部からの膿汁排出量はかなり減少したが，ガーゼに膿汁が付着する状況が続いていた。再度抗菌薬の投与終了を考慮し，26病日に膿汁培養を施行した。

図9　26病日グラム染色所見

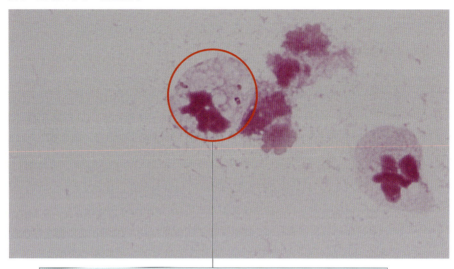

白血球減少があり幼弱な白血球は認めないが，依然として貪食像を認める

図10　26病日の膿汁培養結果

塗抹鏡検		
菌名	結果	
グラム(+)球菌	少	
上皮細胞	少	

同定			
菌名	菌数	感...	菌コメント
Coagulase-negative Staphylococcus (CNS)	少		

- 膿汁が少なくなったため，膿汁が付着したガーゼが検体として提出された。グラム染色所見ではPMNに貪食された菌体を認めたが，表皮ブドウ球菌が少量検出された。しかし，菌量は少なく混入菌と判断された。培養結果では *B.fragilis* は検出されず，ほぼ排除されと考えられる。

この段階で，抗菌薬を終了した場合，白血球の貪食能によって完全な殺菌が得られる例と，白血球が殺菌前に死滅崩壊して，細菌が再度増殖する例に分かれる。
低栄養状態や放射線治療の影響による，好中球機能や好中球数に関しても考慮しながら抗菌薬の中止を決定する必要がある。

- 低栄養状態や放射線治療の影響を考慮して，PIPC 2g × 3 ＋ CLDM 1,200mg × 1がさらに3日間投与継続されることになった。

- 担当医は抗菌薬を終了するタイミングを探っていた。
皮膚常在菌の混入を避けるために，ガーゼではなく綿棒による創部擦過（拭い検体）により，膿汁培養を施行した**(図11)**。

図11　29病日　創部擦過検体のグラム染色所見

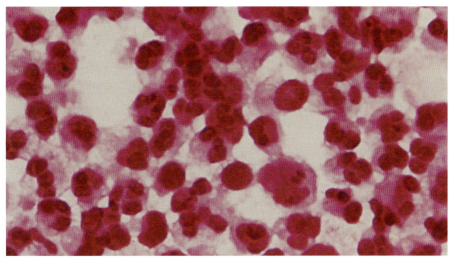

創は完全に治癒していないため，成熟したPMNを多数認めるものの，菌体は認めない。

*B. fragilis*は認めないものの，多数のPMNがあることから，さらに"地固め"として3日間 PIPC 2g × 3で投与し，抗菌薬は終了した。その後は創部洗浄を継続し，創部の治癒を待って47病日に治癒退院した。

> **まとめ**
> 嫌気性菌は好気性菌より培養同定されにくい。臨床背景から嫌気性菌感染症を疑う場合には，グラム染色所見を参考に，積極的に探索することで抗菌薬選択の参考にできる。本例では頻回にカルバペネム系抗菌薬が使用されており，耐性化防止を考慮して2剤併用療法を実施したが，その効果判定もグラム染色所見を中心に行うことができた。

概論　動物由来感染症とグラム染色の用い方

　感染症の診療において，動物の飼育歴や接触歴はきわめて重要な情報である。わが国で特に注意しなければならない動物由来の共通感染症には，以下のようなものがある。

●イヌやネコに咬まれることで感染する微生物
　Haemophilus influenzae（*H.flu*）に似た小型の小桿菌である Pasteurella 菌（*Pasteurella multocida*）や黄色ブドウ球菌（*Staphylococcus aureus*）は一般的で，膿性分泌物のグラム染色で何らかの菌体が確認できる可能性がある。ほかにレンサ球菌，Corynebacterium などが知られている。

　Fusobacterium，Bacteroides，Porphyromonas，Prevotella，Propionibacterium などの嫌気性菌や破傷風も可能性がある。狂犬病などのウイルス性疾患ではグラム染色陰性であることがヒントになることがありうる。

　Pasteurella multocida はイエネコの100％，イヌにも75％で口腔内常在であるとされ，ウサギ・ブタも保菌していることがある。発症者が高齢の慢性呼吸器疾患を有する場合が多いとされており，ペットからの感染が指摘されている。グラム染色では起炎菌として推定しにくい病原体ではあるが，一般的な細菌の存在を除外することも重要である。

●オウム病
　病原体はオウム病クラミジア（*Chlamydophila psittaci*）であり，オウム，インコ，その他の鳥類が感染源となる。病鳥や保菌鳥のフン中のクラミジアを吸い込むことで感染する。口移しでえさを与えたり，噛まれた場合も感染する可能性がある。動物の症状としては元気がなく，下痢がみられやせる。ヒナや若鳥で症状が重く，成鳥では無症状もある。ヒトの症状は高熱，頑固な咳等，風邪の症状に似る。重症の場合は肺炎を発症する。Chlamydia 属菌は，*Chlamydia trachomatis*，*Chlamydophila pneumoniae*，*Chlamydophila psittaci*，*Chlamydophila pecorum* に分類され，肺炎を生じることがある。*C.trachomatis* は経産道感染による新生児期に肺炎を生じる可能性がある。*C.pneumoniae* は成人市中肺炎の起炎菌としてまれに検出される。感染症法5類感染症であり，定点把握感染症である。偏性細胞内寄生菌でグラム染色で観察できない。

体腔内感染症

検体：膿　動物由来の感染症とグラム染色所見

症例16　77歳，男性
ネコ咬傷後の手背腫脹

77歳，男性。化学療法中で1カ月前の採血ではWBCが3,450/μLであった。前々日に飼いネコに右手を噛まれた。発熱とともに次第に腫脹し受診した。受診前日の体温は38.2℃であった。来院時体温 37.3℃，BP 95/53 mmHg，SpO$_2$ 95%，PR 113/min 。
採血検査ではWBCの上昇，白血球分画は好中球が90.4％と優位である。CRPは軽度上昇し炎症所見を認める。化学療法中であることからWBCの値は実際の炎症を表現していない可能性があると推察された。プロカルシトニンが上昇し，血流感染の存在も示唆される。

右手背を減張切開して膿汁を検体として培養検査とグラム染色 (**図1**) を行ったうえで，血液培養（両側上腕動脈から）も実施した。
右手背蜂窩織炎および敗血症と診断し，セフトリアキソン (CTRX) 1g×2＋クリンダマイシン (CLDM) 600mg×2の投与を開始した。

図1　膿の染色所見

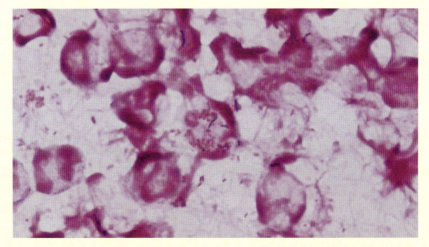

⋯➡ ① 感染の可能性を評価する

● 来院時に採取した膿のグラム染色像を観察した。多数の多形核白血球（PMN）がフィブリンとともに集塊を形成している。グラム陰性に染まる小型で短い菌体をもつ桿菌が主に観察され，一部は胞体内に貪食されている。ほかの視野には，少量のグラム陽性菌の集簇も見られる。明らかに感染の存在を示すグラム染色所見である。

図1　膿の染色所見

a

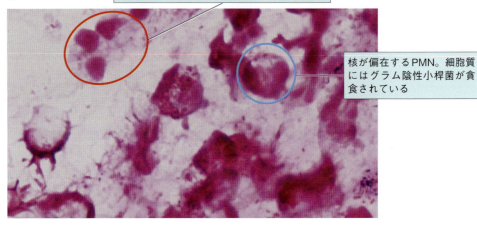

- PMNによるインフルエンザ桿菌に類似するグラム陰性小桿菌（あるいは短桿菌）の貪食像
- 核が偏在するPMN。細胞質にはグラム陰性小桿菌が貪食されている

b　（p.137再掲）

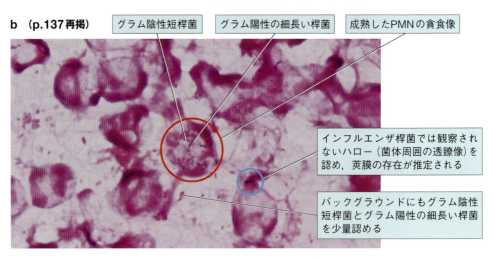

- グラム陰性短桿菌
- グラム陽性の細長い桿菌
- 成熟したPMNの貪食像
- インフルエンザ桿菌では観察されないハロー（菌体周囲の透瞭像）を認め，莢膜の存在が推定される
- バックグラウンドにもグラム陰性短桿菌とグラム陽性の細長い桿菌を少量認める

c

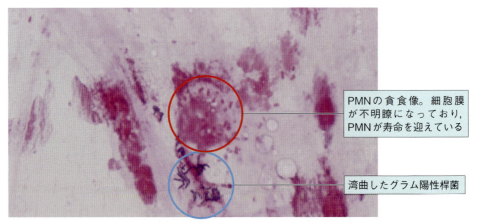

- PMNの貪食像。細胞膜が不明瞭になっており，PMNが寿命を迎えている
- 湾曲したグラム陽性桿菌

⋯→ ② 起炎菌を推定する

- グラム染色所見では，グラム陰性の短桿菌が観察され，その代表的な菌種は*H. flu*が想定される。しかし，本例ではネコ・イヌに咬まれた病歴があり，咬傷を負ったのちにPasteurella属やBartonella属を考慮する必要がある。後2者は形態的にきわめて類似しており，グラム染色による鑑別は困難であるが，病歴からBartonella属と比較して頻度が高いPasteurella属の感染をまず疑う。
- 本例では，*P.multocida*が検出された。なお，グラム陽性桿菌はCorynebacterium属であった。起炎菌を*P.multocida*とした。

⋯→ ③ 治療薬を選択する

- 患者は2病日に至っても血圧の低値が持続し，意識も清明でなかった。採血データでは血小板が減少しており，PTの延長がみられた。サブショックに加えてDICの合併も疑われる。ネコに咬まれた病歴から原因菌をPasteurella属と推定して，CTRXに変えて，嫌気性菌にもスペクトラムを有するペニシリン系薬のなかから，ABPCよりも重症敗血症に適応のあるタゾバクタム／ピペラシン（TAZ/PIPC）に変更した。

⋯→ ④ 治療効果を評価する

- TAZ/PIPCに変更後，血小板が回復しPTも正常化，DICの兆候も消退した。TAZ/PIPCの効果を評価するため，再度，創分泌液のグラム染色所見と培養を行った（**図2**）。グラム染色では菌体の変形や菌数の減少など殺菌的効果が示唆された。TAZ/PIPCを継続した。抗菌薬投与中の培養であったため，培養結果は陰性であった。

図2　創部分泌物グラム染色所見（4病日）

a

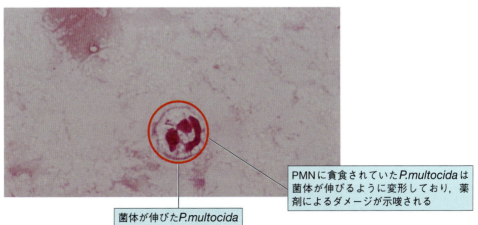

菌体が伸びた*P.multocida*

PMNに貪食されていた*P.multocida*は菌体が伸びるように変形しており，薬剤によるダメージが示唆される

- 膿汁の漏出は少なく創面のスワブを検体としたため，膿汁自体ではなく希釈された状態と考えるべきである点を考慮しても，視野に細菌は見られず抗菌薬の効果は得られていると評価した。

略語　DIC：disseminated intravascular coagulation　播種性血管内凝固症候群

b

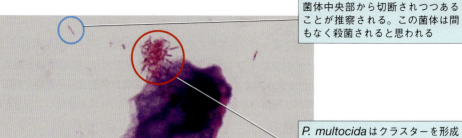

菌体中央部から切断されつつあることが推察される。この菌体は間もなく殺菌されると思われる

P. multocida はクラスターを形成しているが，菌体は変形しており染色性が不均一で，抗菌薬による殺菌効果が推定される

β-ラクタム系抗菌薬では菌体が伸び，最終的には菌体が切断されて殺菌に至る。そのため菌体がフィラメント化し染色性はまだらにみえる。

c

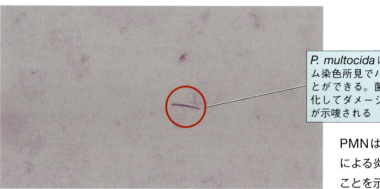

P. multocida は莢膜をもち，グラム染色所見でハローを観察することができる。菌体はフィラメント化してダメージを受けていることが示唆される

PMNは認めず，創部感染による炎症が改善していることを示唆している。

まとめ
- 本症例では，来院時に患者が化学療法中で免疫が低下している状態であること，担当医からネコ咬傷の病歴があるとの情報が感染対策チーム（ICT）と細菌検査室にもたらされ，グラム染色所見による原因菌の推定が可能となった。
- グラム染色所見の観察と培養同定を進めるうえで，円滑なコミュニケーションに基づく，臨床現場からの病歴情報が診断の大きな手掛かりになることを示した症例である。

■参考文献

1) 荒島康友：「パスツレラ症」の日本の現状認識に違いがあった!? －質と量（数）に大きな変化！，人と動物の共通感染症研究会. http://www.hdkkk.net/cases/past0103.html
2) 環境省自然環境局総務課動物愛護管理室：人と動物の共通感染症に関するガイドライン，平成19年3月. https://www.env.go.jp/nature/dobutsu/aigo/2_data/pamph/infection/guideline.pdf#search='人と動物の共通感染症に関するガイドライン'
3) Stevens DL, Bisno AL, Chambers HF, et al：Practice guidelines for the diagnosis and management of skin and soft tissue infections：2014 update by the infectious diseases society of America. Wade JC. Clin Infect Dis, 2014；59：147.

- パスツレラ症は哺乳動物，特にネコ・イヌの口腔内に常在するグラム陰性短桿菌であるパスツレラ (Pasteurella) 属菌（主に*P.multocida*）の感染による．本菌保有動物による咬傷・擦過傷後，早ければ数時間で受傷部位に発赤，腫脹，疼痛を発現し，化膿巣を形成，発熱を認める場合もある．
- また本菌保有動物との接触により経気道感染を起こし急性気管支炎や急性肺炎を生じることもあり，近年増加傾向にある．高齢者，免疫低下者，免疫異常者では重症化（敗血症，髄膜炎，脳膿瘍など）することがあり，日和見感染の傾向があることも念頭におく．近年ペット保有率が高くなっており，診察する機会は増加している．
- いわゆるネコひっかき病 (CSD) はグラム陰性多形性単桿菌のバルトネラ・ヘンセラ (*Bartonella henselae*) が原因菌となる．
- *P. multocida*は直径1〜2μm，グラム陰性小球桿菌で，しばしば極染色性を示す．鞭毛はなく非運動性，芽胞は形成しない．通性嫌気性である．
- *P. multocida*の治療にはペニシリン，テトラサイクリンが用いられる．

略語
ICT ; infection control team　感染対策チーム
CSD ; cat-scratch disease　ネコひっかき病

腸管感染症

[代表的なグラム染色検体]
排泄物（便，腸粘液）
吐瀉物

胃液
十二指腸液
胆汁その他の消化管分泌液
ドレナージ液など

[代表的な対象病態]
下痢症
食中毒
細菌性腸炎
赤痢その他の腸炎
偽膜性大腸炎
炎症性腸疾患
腸結核
肛門周囲膿瘍
痔瘻

胆道感染症など

ほか

概論　腹部手術後の下痢症とグラム染色の用い方

術後下痢症の原因

● 虚血性腸炎

　腹部外科手術に関連した腸管血流の障害により，腸管の虚血が生じ腹痛や腸管麻痺が起こる．血流障害が高度の場合には壊死（梗塞）が生じる．発症は突然で激烈なものから軽い腹痛まである．下痢のみが主訴となる例もあるが多くは下血を伴う．大血管の置換手術など，血流の広範な改変手術における報告が多く，抗菌薬の投与歴とは関連しない．

● 抗菌薬関連下痢症

　手術部位感染症の予防を目的とする周術期の抗菌薬の投与，特に経口セフェムやキノロン系抗菌薬により偽膜性腸炎を生じる例が知られている．いわゆる抗菌薬関連下痢症（antibiotic-associated diarrhea）である．多くは Clostridium difficile（CD）に関連して引き起こされることから，典型的な症状を欠く場合も Clostridium difficile infection（CDI）あるいは Clostridium difficile associated colitis（CDAC）とよばれることがある．

　CDは抗菌薬を使用していない場合のヒト-ヒト感染はまれだが，CDIの患者から医療従事者の手や医療器具を介して伝播するほか，健康成人の3％程度で腸内に常在するとされており，患者間での接触感染や自家感染もありうる．症状は無症候または軽度の軟便から，腸穿孔をきたす重篤例まで存在する．

　臨床的にはCDトキシン検査，GDH抗原検査が有用で，前者はCDIの70〜80％において陽性だが，臨床所見がなければ結果が陽性でもCDIではなく，臨床所見があれば陰性でもCDIを否定できない．

　Klebsiella oxytocaを起炎菌とする出血性腸炎がペニシリンの投与により誘発されることがある．エリスロマイシンなどのマクロライド系抗菌薬が有する副作用として下痢症が生じる場合もある．

　MRSA腸炎は外科病棟を中心に問題となった病態であるが，術後の下痢を評価するための便培養でMRSAのみが検出される場合がある．抗菌薬使用による菌交代現象であり，CDトキシン陰性の場合はブドウ球菌による腸炎の可能性が残る．ただし，ブドウ球菌による腸炎は菌が産生するエンテロトキシンによる症状が主体とされており，同時にCDIの否定も必要である．

● グラム染色はCDIの臨床診断を補強する

　CDはグラム陽性桿菌で菌体の輪郭は明瞭．便あるいは排泄粘液検体の炎症所見は弱い．フィブリンの析出や炎症細胞の出現，貪食像もあまり見られず，背景は硝子様（無機質で特徴がないことが特徴）．なお，粘血便を呈する重症例では赤血球や腸粘膜片などを混じる．形態的特徴として菌体の一端が膨らんで太鼓のバチ（ドラムスティック）状に見えるが，CD専用培地のCCMA培地上のコロニーでは芽胞形成が悪いので認めない場合が多い．バチ状の形態は破傷風菌にも似るが，菌体はより長く，配列に特徴はなく単独あるいは集簇する．

■参考文献

1) Bartlett JG, Mundy LM; Community-acquired pneumonia. N Engl J Med 1995; 333: 1618-24.
2) Fukuyama H, et al; A prospective comparison of nursing- and healthcare-associated pneumonia（NHCAP）with community-acquired pneumonia（CAP）. J Infect Chemother. 2013; Aug; 19: 719-26.
3) Tokuda Y, et al; The degree of chills for risk of bacteremia in acute febrile illness. Am J Med 2005; 118: 1417.
4) Haroon A, et al; Pulmonary computed tomography findings in 39 cases of Streptococcus pneumoniae pneumonia. Intern Med. 2012; 51: 3343-9.

腸管感染症

検体：排泄物 小腸切除後に腸炎？ 予防的抗菌薬との関連は…

症例 17

82歳，女性
ヘルニア術後の下痢症

82歳，女性。腰部から両下肢の痛みを訴える。造影CT検査で右閉鎖孔ヘルニアを認め当院に紹介入院となった**（図1）**。アスピリンおよびリマプロストアルファデクス（オパルモン®）内服中。5病日にエコー下でヘルニアの用手的還納を試みるが整復困難で，閉鎖孔ヘルニア嵌頓に対する整復術が行われた。嵌頓していた小腸に壊死と穿孔を認めたため小腸の一部が切除された。術後3日目から発熱とともに炎症反応が陽性化した。院内肺炎として抗菌薬スルバクタム/アンピシリン（SBT/ABPC）が投与され，4日間で解熱したものの血便を伴わない水溶性下痢が出現した。

図1 右閉鎖孔ヘルニアの嵌頓（術前）

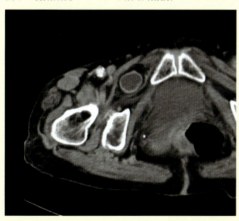

喀痰培養を実施したが有意菌は検出されず，CDトキシン検査と便培養が追加された。
結果はCDトキシンA/B，GDH抗原ともに陽性であり，この時点では培養結果未着である。

CDは培養しにくいため，臨床診断にはCDトキシン検査が頻用される。さらに近年では好感度のGDH抗原検査を併用する場合がある。しかし，これらの検査では腸管内細菌叢の把握はできない。また，GDH抗原は検査感度が高いことから少量の抗原で陽性判定になることがあり，明らかな臨床症状を欠く場合には，ほかの要因も考慮されるべきでありCDIの確定診断は難しい。
そこで，排泄物のグラム染色を用いた検鏡が臨床判断の一助となる。

注目点　培養による嫌気性菌やCDIの診断では目的を検査室に伝えることで検出率が向上する。

略　語　GDH；glutamate dehydrogenase　グルタミン酸脱水素酵素

⋯▶ ① 感染の可能性を評価する

図2　便のスワブ グラム染色所見

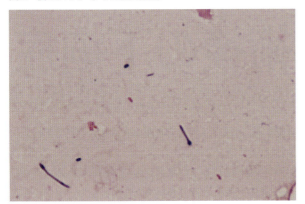

無構造の背景にグラム陽性の長い桿菌が観察される。WBCの出現はほとんどなく，炎症所見に乏しい。正常細菌叢は見られない。

⋯▶ ② 起炎菌を推定する

図2　（再掲）

背景には，通常の腸内細菌がまったく見られない

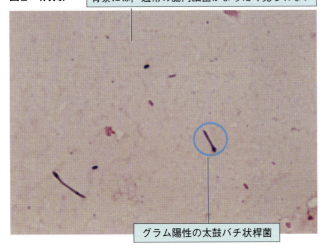

グラム陽性の太鼓バチ状桿菌

CDトキシン検査が陰性の場合でも，抗菌薬の使用中または使用歴があり，ほかに下痢をきたす原因がみられない場合には，CDIを疑い排泄物のグラム染色を行う。グラム染色ではグラム陽性に染まる棍棒状の桿菌（**図2**）を探す。同じClostridium属である*C. tetani*よりも菌体が長く見え，一端がバチ状であることや卵円形の芽胞が確認されればCDを強く疑う。ペアを作る傾向はない。

図3　〈参考〉健常者便検体のグラム染色（腸内細菌叢）

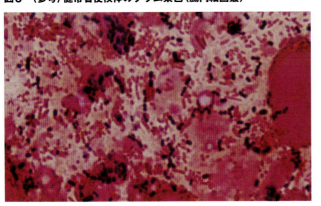

【比較】
健康成人の便検体（**図3**）では，視野の一面に多種多様，かつ大量の常在菌（腸内細菌）が見られ，消化物の残渣も散見される。WBCの出現はない。

③ 治療薬を選択する

- 抗菌薬の中止が可能なら投与中止を優先する。
- 薬剤治療の基本は，*C.difficile* を含む嫌気性菌に対する抗菌薬投与。
- 重症例にはメトロニダゾール
    フラジール®錠（250）：1回500mg，1日3回
    　　　　　　　　　　または1回250mg，1日4回，内服
- メトロニダゾール無効例では経口バンコマイシン散
    塩酸バンコマイシン散　125mg：1日4回，10~14日間，内服
    再発例ではフラジールを繰り返す。重症例では静脈内投与も考慮。

④ 治療効果を評価する

- 治療効果が得られれば，下痢症状が改善。
- 排泄物のグラム染色では，徐々に腸内細菌叢が回復する所見がみられる。
- 回復後には健常者の排泄物の所見 **(図3)** に戻る。
- 治癒後のCDトキシン検査，GDH抗原検査による確認は不要である。

- 抗菌薬投与中の入院患者に下痢症がみられる場合には下剤，経腸栄養，抗腫瘍化学療法などの治療状況に原因しないかを確認したうえで，抗菌薬関連下痢症（antibiotic-associated diarrhea）を疑う。
- CD 抗原検査は菌が産生するトキシン A または B を糞便から検出する検査だが，*C.difficile* にはトキシンA・Bの両毒素産生株とBのみ産生する株，どちらも産生しない株があり，抗原検査にはトキシンA・Bを検出するキットを使用するのがよい。培養検査よりも感度は劣るが，特別な培地や発育時間は不要である。一方，グラム染色検査は迅速であり，抗原検査と併用することで病態の把握を助け，臨床判断を補強できる。また，CDを疑う例のグラム染色検査で*Klebsiella oxytoca*（グラム陰性桿菌）やMRSA（グラム陽性球菌）のみの検鏡所見に遭遇した場合には，CDI 以外の病態である可能性が残る（⇒p.160）。

バンコマイシン散（VCM：バンコマイシン）

バンコマイシンは経口投与しても腸管から吸収されない。したがって，全身的副作用はほとんどない。逆に，菌血症などの特殊な病態以外，CDやMRSA腸炎に対してバンコマイシンを静脈内投与する意味はない。バンコマイシン散の1日薬価は5,000~12,000円ほどであり，治癒までに14日程度投与すると仮定するとかなりの医療費がかかることになる。

| 概論 | 抗菌薬関連下痢症とグラム染色の用い方 |

CDが関与しない抗菌薬関連下痢症

● *Klebsiella oxytoca* 腸炎

　抗菌薬関連下痢症，特に出血性大腸炎に関しては原因は明確でないが，*Clostridium difficile* (CD) とは異なる微生物との関連が指摘されている。*Klebsiella oxytoca*はグラム陰性桿菌で肺炎や尿路感染症の起炎菌として有名な*Klebsiella pneumoniae*と同じKlebsiella属の細菌である。ペニシリン系抗菌薬に対して自然抵抗性を有し，アンピシリン (ABPC) やアモキシシリン (AMPC) は無効である。*Kleb.oxytoca*は腸内に常在することがあり，抗菌活性をもたないペニシリン系薬剤が投与された場合に抗菌薬関連腸炎を引き起こす可能性があるとされる。

● アモキシシリン (AMPC) 関連出血性大腸炎

　AMPCの重大な副作用として添付文書に記載があり，わが国でもAMPC投与に関連する出血性腸炎の症例報告がある。CDが検出されない抗菌薬関連性大腸炎において*Kleb.oxytoca*との関連性が示唆された報告がある。

● *Kleb.oxytoca*と抗菌薬関連出血性大腸炎の因果関係

　CD陰性で抗菌薬関連大腸炎を疑われた22人のうち，大腸内視鏡により出血性大腸炎とされた6例を対象に*Kleb.oxytoca*との関連を調査した報告では6例中5例に*Kleb.oxytoca*が単離され，すべてペニシリン系薬剤を使用していた。また一部ではNSAIDsも併用されていた。出血性下痢や腹部痙攣は抗菌薬治療の3〜7日後に発症し，抗菌薬の中止ですべての患者は完全に回復した。回復までは平均4日だった。分離されたすべての*Kleb.oxytoca*は細胞毒素産生菌であった。*Kleb.oxytoca*は抗菌薬関連出血性大腸炎の原因となる可能性が示唆される。*Kleb.oxytoca*が非出血性の抗菌薬関連下痢症の原因となるかどうかについては否定的な報告がある。

- *Kleb.oxytoca*は抗菌薬使用時の出血性大腸炎の原因微生物である可能性が示唆される。
- *Kleb.oxytoca*はペニシリン系薬剤に自然耐性を有し，ペニシリンを長期間使用する溶連菌治療などにおいては出血性大腸炎に留意する必要がある。
- *Kleb.oxytoca*による出血性大腸炎が疑われた際は，ペニシリン系抗菌薬だけでなく，NSAIDsの使用も中止したほうがよいと考えられる。
- 現時点では*Kleb.oxytoca*と非出血性大腸炎因果関係は不明である。

● グラム染色はCD以外の抗菌薬関連下痢症の診断を補強する

　*Kleb.oxytoca*と同様にMRSAが単離される例は多い。グラム陰性の角ばった形状の球菌が無背景な検体のなかに一面に見られるような例では*Kleb.oxytoca*腸炎が，グラム陽性の集簇傾向がある球菌が無背景な検体のなかに多数見られるような例ではMRSA腸炎が疑われる。単離された腸内細菌がすべて病原性のない常在菌だとして無視することは容易だが，グラム染色を行うことでより詳細な情報が得られる可能性は高い。

■参考文献

1) Klebsiella oxytoca as a causative organism of antibiotic-associated hemorrhagic colitis. N Engl J Med. 2006 Dec 7;355(23):2418-26. PMID: 17151365
2) Role of Klebsiella oxytoca in antibiotic-associated diarrhea.Clin Infect Dis. 2008 Nov 1;47(9):e74-8. PMID: 18808355

腸管感染症

検体：排泄物 抗菌薬投与後の便検体，グラ染で単一菌は非常事態

症例 18

76歳，女性
敗血症回復後の下痢

76歳, 女性。結腸がんの外科治療を目的に消化器内科から外科に転科し上行結腸部分切除術施行。手術部位感染（SSI）予防を目的にセフメタゾール（CMZ）1g×2回が3日間が投与された。
術後4日目朝39.5℃の発熱と嘔吐が出現，同日の血液検査所見ではWBC 125.4 ↑，Hgb 7.8 ↓，Neut X10^2/μL 119.0 ↑，CRP 11.91 ↑，Na 130.8 ↓。腹部は軟らかく，腹部グル音あり。尿混濁があり，検尿では細菌（3＋）を認め尿路感染を疑いCMZを継続した。
その後も発熱が持続するため血流感染を疑い，中心静脈（CV）ラインを抜去して先端培養を行なったところ*Enterobacter cloacae*が検出された。下部消化管手術後であり，腸内細菌が血中に侵入した可能性があると推定し，CMZ（第二世代セフェム系抗菌薬）は腸内細菌に対する抗菌力を期待できないことから，グラム陰性桿菌を広域にカバーできるCZOP（セフォゾプラン）に変更した。
しかし，同日午後に突然血圧が低下し悪寒戦慄が出現した。緊急検査では白血球数減少を認め，臨床症状から敗血症と診断し，グラム陰性桿菌とともに陽性球菌もカバーするべく最大量のイミペネム／シラスタチン（IPM/CS：チエナム®），ミノサイクリン（MINO：ミノマイシン®），ドパミン（プレドパ®），DIC量のメシル酸ガベキセート（エフオーワイ®），グロブリン，アルブミン製剤が投与され，内頚静脈からCVカテーテルを挿入するとともに気管挿管による気道確保が行われ，エンドトキシン吸着が行われた。
IPM 0.5g×4回＋MINO 100mg ×2回を5日間投与後から敗血症症状は改善したが，下痢が出現した。36℃台で発熱なし。排尿2,858mL，ドレーン300mL。便は緑色念粘状で感染性腸炎が疑われた。

症例18：*Staphylococcus aureus* (MRSA)

略 語　SSI；surgical site infection　手術部位感染
　　　　　DIC；disseminated intravascular coagulation　播種性血管内凝固症候群

…▶ ① 感染の可能性を評価する

図1　糞便検体のグラム染色所見

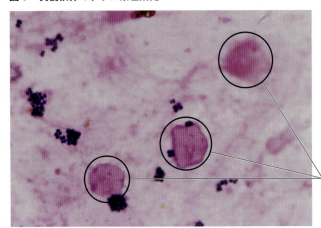

IPMとMINOの抗菌薬の効果か，大腸菌などのグラム陰性桿菌の存在はまったく確認できない。ブドウ房状のクラスターを形成するグラム陽性球菌のみが見られる。

便中のデンプン類を示す

…▶ ② 起炎菌を推定する

- 投与中の抗菌薬は広域スペクトラムであり，本例のブドウ球菌は多くの薬剤に耐性と考えられることから，MRSAが疑われる。本例ではCD（*Clostridium difficile*）抗原陰性，グラム陰性菌はまったく観察されず，グラム陽性球菌のみが観察されることから，いわゆるMRSA腸炎が否定できない。

> この症例では，①緑色水様便，②便培養の実施，③グラム染色所見による菌の把握がポイント。抗菌薬関連下痢症疑いでは積極的に便培養を実施している。

注目点

便培養かグラム染色か

- 外来患者では腸炎ビブリオや病原性大腸菌等の細菌性腸炎の確定診断目的に便培養が実施されるが，入院患者における便培養の有用性は低いとの意見がある。入院患者では食中毒による細菌性腸炎は考えにくく，抗菌薬投与中であれば抗菌薬関連下痢症が疑われる。抗菌薬は標的臓器以外の全身臓器に分布するため，流血中の細菌を殺菌する作用が期待できる一方で，腸内細菌叢を破壊する可能性がある。
- 腸内にきわめて少量存在し，正常細菌叢によって抑制されているCDやMRSA，*Kleb.oxytoca*が増殖して感染が成立し，ブドウ球菌性腸炎や*C.difficile*感染症（CDI）を生じる。
- これらの病態では迅速な対応が必要であり，結果が判明するまで3日間以上を要する便培養は相対的に有用性が低い。一方，グラム染色は簡便かつ迅速で，抗菌薬関連下痢症の暫定診断を補強する目的に有用である。健康者の便には多様かつ大量の細菌が存在し，グラム染色による起炎菌の推定は困難だが，抗菌薬関連下痢症では，腸管の正常細菌叢が減少し，菌叢は単純化する。特にCD抗原検索で陰性結果を示す場合はグラム染色が有用である。

略語
MRSA；methicillin-resistant *Staphylococcus aureus*　メチシリン耐性黄色ブドウ球菌
CDI：*Clostridium difficile* infection　CD感染症

③ 治療薬を選択する

- グラム染色所見をもとに，腸管からの吸収性がほとんどなく，CDIにも有効なバンコマイシン（VCM）散の内服投与を開始した。腸管内に存在する病原菌に対しては非吸収性抗菌薬の経口投与が有用である。注射用VCMは菌血症を伴わない場合には適応はない。

④ 治療効果を評価する

図2　VCM投与後の糞便検体のグラム染色所見

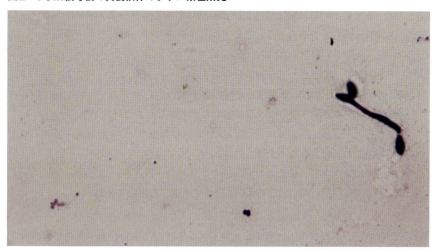

- 正常細菌叢が完全に消滅した腸管には，VCMの効果で多数認められたMRSAも消滅し，細菌はほとんど検出されない。VCMが抗菌力を示さないCandida様真菌が残存するのみである。仮にCandidaが増殖する所見を認めた場合にはCandida腸炎としての治療を必要とする場合があるが，本症例ではごく少量認めるのみで放置可能と判断した。大腸菌ほかの正常腸内細菌叢は短期間では回復しないため，補助的に乳酸菌製剤の投与により常在細菌叢の形成を促す。本例は5日間のVCM内服投与で症状が改善し回復に向かった。

> **まとめ**
> - 黄色ブドウ球菌はエンテロトキシンやTSST-1などの毒素を産生するため，食中毒やトキシックショック症候群，腸炎などの原因菌となる
> - ブドウ球菌の薬剤耐性株であるMRSAも病原性は同様であり，MRSA腸炎に懐疑的な意見もあるが，抗菌薬投与後の腸炎の起炎菌になりうる。
> - 抗菌薬で腸内細菌叢が破壊され，残存していたMRSAが増殖して腸炎を生じるため，抗菌薬投与前からMRSAが検出されている場合には腸内保菌を疑う必要がある。

略語　TSST-1；toxic shock syndrome toxin-1　毒素性ショック症候群毒素-1

概論　市中腸管感染症の考え方とグラム染色の用い方

　腸管感染症は頻度が高く重要な感染症である。原因病原体はウイルス，細菌，寄生虫，真菌など多種多様である。免疫が正常な健康なヒトでは，ウイルスや細菌によるものが主体であり，寄生虫症は比較的少ない。Campylobacterやサルモネラは人畜共通感染症である。

　細菌性腸炎は，市中において一般的によくみられる細菌感染症である。大多数は対症療法で軽快するため，抗菌薬の投与が必要な例は多くない。したがって，初期治療では重症度に応じて抗菌薬の要否を判断する。市中感染の重篤な下痢症，特に渡航者下痢症，細菌性赤痢，サルモネラ腸炎，早期のキャンピロバクター腸炎などにおいては適切な抗菌薬投与による効果を示す場合がある。逆にサルモネラ腸炎では，菌の排出期間を長引かせる。腸管出血性大腸菌による腸炎では，毒素排出につながることがある。

　以下のような場合に，エンピリック治療を考慮する。

- ・血圧の低下，悪寒戦慄など菌血症が疑われる場合
- ・重度の下痢による脱水やショック状態などで入院加療が必要な場合
- ・菌血症リスクが高い例（CD4 陽性リンパ球数が低値の HIV 感染症，ステロイド・免疫抑制薬投与中など細胞性免疫不全者など）
- ・合併症のリスクが高い場合（50 歳以上，人工血管・人工弁・人工関節など）
- ・渡航者下痢症（症状や状況によっては治療を考慮する場合もある）

● 経口投与から静注投与への変更は適切か

　腸管感染では血中から腸管腔への薬剤移行は必ずしも良好でない。腸管への移行性を考慮すると菌血症を併発するなど全身症状がない場合は経口投与が基本である。

　感染性腸炎とは考えにくい例に抗菌薬が用いられることが問題となっている。欧米では特定の感染性腸炎以外には抗菌薬を用いず，保存的治療が推奨されている。

　大腸菌O157：H7 感染患者では抗菌薬が溶血性尿毒症症候群のリスクを上昇させることから，抗菌薬の投与は起炎菌同定後に行うべきとされる。

　無効な抗菌薬を投与すると不必要に腸内細菌叢が破壊され，薬剤関連性腸炎を引き起こすことになる。

- キャンピロバクター・ジェジュニ（*Campylobacter jejuni*）はキャンピロバクター・コリ（*C.coli*）とともに1982年，食中毒起因菌に指定されて以来，食中毒事例数においてサルモネラ，腸炎ビブリオ，黄色ブドウ球菌に次ぐ発生頻度を示している。
- 獣肉（特に家禽肉）調理時の十分な加熱処理，また，調理器具や手指などを介した生食野菜，サラダへの二次汚染防止に極力注意することである。診断には問診が重要であり，数日前に摂取した食品を確認する必要がある。
- *C.jejuni* 感染症の臨床症状による診断は困難であるが，食品由来の場合には摂取から発症までの潜伏期が2〜5日間と比較的長い。発熱や嘔吐は軽度の場合が多い。血便の頻度は比較的低い（水様便：87%，血便：44%）。
- 食中毒菌としての頻度が高いことから，下痢症の患者においては本菌を常に疑うべきである。
- 確定診断は糞便から本菌を分離することが最も確実で，第1選択薬剤はエリスロマイシンなどのマクロライド系薬剤である。セフェム系薬剤に対しては自然耐性を示し治療効果は望めない。
- 夏期の*C.jejuni* 下痢性疾患の突発的発生と，それに続くGuillain-Barré症候群の発現（症例の30%に及ぶ）には関連性がある。

腸管感染症

検体：排泄物　症状の軽い下痢症はただの風邪？

症例 19

30歳，女性
発熱嘔吐のない下痢症

30歳，女性。倦怠感，蕁麻疹，腹痛，下痢を訴えて近医を受診した。感染性腸炎疑いにて当院へ紹介受診した。

前晩から間欠的な腹痛であった。昨晩から受診までに5～6回の下痢あり。鶏のササミ肉を用いたサラダでダイエット中であった。

〈初診時初見〉

嘔気あるが発熱なし。腹部は平坦でグル音やや亢進，両側下腹部に圧痛あるもdefenceなし。reboundなし。嘔吐・下痢は10回/日以上ではなく，脱水を生じるほどの激しい下痢ではない。血便や便への粘膜血液，偽膜混入はない。呼吸・意識障害・低血圧など危機的バイタルサインはない。CRP軽度上昇。CTでは小腸から大腸の浮腫所見を広範囲に認める。小腸は軽度拡張しているが，閉塞性イレウスの所見（caliber change）なし。腹水認めない。

以上から，感染性腸炎と診断しキノロン系抗菌薬（レボフロキサシン：LVFX）を処方したが，倦怠感が強く，患者の希望により入院加療になり，入院後にセファゾリン（CEZ）1g×2回の静注に変更となった。入院後も便培養は実施されなかった。

図1　生理食塩水で希釈した便の染色所見

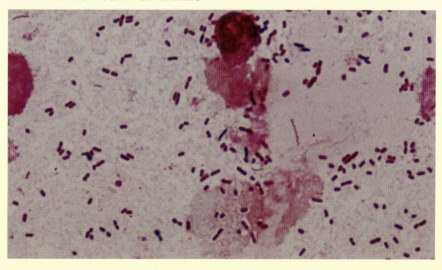

⋯→ 1 感染の可能性を評価する

図1　生食で希釈した便のグラム染色所見
a　（p.163再掲）

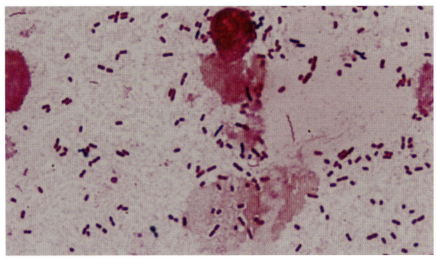

b

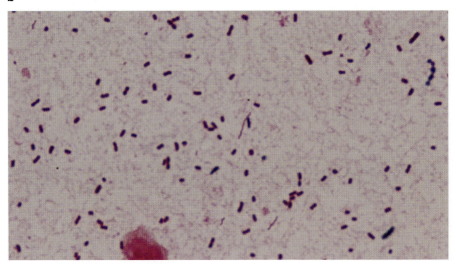

本来便中に存在しないPMN（好中球と考えられる）が存在しており，感染を疑う。

⋯➡ ② 起炎菌を推定する

図2の健常者の便グラム染色所見と比較すると，図1では抗菌薬投与によりバックグラウンドのグラム陰性菌（大腸菌）が減少している．また，一般には便に認めないグラム陰性長桿菌（らせん菌）を認め，Campylobacterが強く疑われる原因菌と推定できる．

図1（再掲）

a

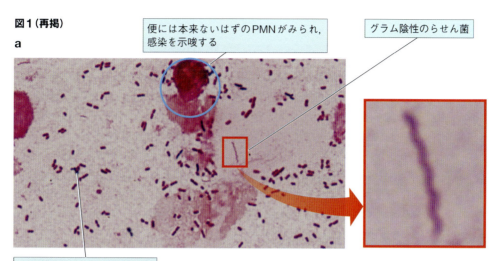

便には本来ないはずのPMNがみられ，感染を示唆する

グラム陰性のらせん菌

便に常在するグラム陰性桿菌

b

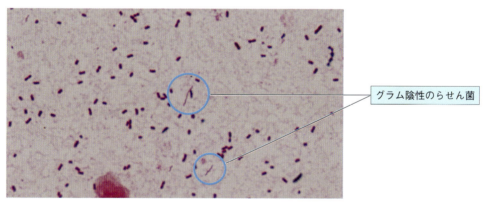

グラム陰性のらせん菌

図2 健常者の便グラム染色所見

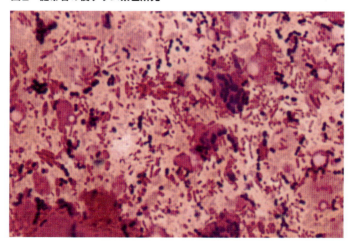

···▶ ③ 治療薬を選択する

- 便のなかにCampylobacterを思わせるらせん状の菌体を認め，培養同定結果も*C. jejuni*（Campylobacter属）でセフェム系抗菌薬には耐性である。
- グラム染色所見をもとに抗菌薬はBIPMからエリスロマイシン（EM）の経口投与に変更された。

[Campylobacter腸炎の治療] ·······················

- Campylobacter 腸炎患者の多くは予後良好で自然治癒し，特別な治療を要しない。症状が重篤な例や敗血症などを呈する患者では，対症療法とともに適切な化学療法が必要である。
- 第1選択薬剤は，エリスロマイシン（EM）などのマクロライド系薬剤が推奨される。
- セフェム系薬剤に対して自然耐性を示し，治療効果を望めない。
- 近年，ニューキノロン系薬剤に対して耐性菌が増加し，世界的問題となっている。東京都健康安全研究センターの調査では，ノルフロキサシン（NFLX），オフロキサシン（OFLX），シプロフロキサシン（CPFX），ナリジクス酸（NA）の4剤に対する耐性株出現頻度は1993～1994年は15％程度であったが，1999年に28.7％，2000年29.5％と増加傾向であり，2003年まで30％前後で推移している[1]。

···▶ ④ 治療効果を評価する

- 倦怠感，蕁麻疹，腹痛，下痢などの症状は速やかに回復し，経口摂取が可能となりEMの効果は十分であると判断された。グラム染色ではすでに，Campylobacterを思わせるらせん状の菌体は見られなかった。

上級者編

［細菌性腸炎の起炎菌を推定せずに抗菌薬を投与した場合に生じうる問題とは］

- 細菌性胃腸炎はウイルス性胃腸炎よりも頻度が低く（3：7），ウイルス性腸炎に対する抗菌薬投与は正常細菌叢の破壊を生じる可能性もある．原則的に抗菌薬は不要である．
- コレラ菌，大腸菌の毒素産生株は，腸粘膜に付着しても組織に侵入せず，エンテロトキシンを産生して腸管吸収を阻害し，アデニル酸シクラーゼの刺激を介して電解質および水を分泌させ水様性下痢を惹起する．
- *Clostridium difficile* は抗菌薬使用後に異常増殖し，コレラなどに類似の毒素を産生する．
- 黄色ブドウ球菌，*Bacillus cereus*，*Clostridium perfringens* は摂取する汚染食品中で外毒素を産生し，細菌感染がなくても胃腸炎を引き起こしうる．汚染食物の摂取後12時間以内に急性の悪心，嘔吐，下痢を惹起する．症状は36時間以内に軽減する．抗菌薬は不要である．
- 赤痢菌，サルモネラ，Campylobacter，大腸菌株の一部は小腸または結腸の粘膜に侵入し，顕微鏡的潰瘍，出血，蛋白質に富む体液の滲出，電解質および水の分泌（漏出）を惹起する．侵入過程と臨床症状はエンテロトキシン産生の有無に無関係で，下痢便中には白血球および赤血球，ときに肉眼的血便も認める．
- 米国ではサルモネラおよびCampylobacterは下痢性疾患の最も一般的な起炎菌であり，わが国の食中毒事例ではサルモネラ，腸炎ビブリオ，黄色ブドウ球菌，Campylobacterの順で件数が多い．しかし，平成26年の病因物質別月別食中毒発生状況（厚生労働省）によると，Campylobacterの増加が著しい．
- 志賀赤痢菌1型は志賀毒素を産生し，溶血性尿毒症症候群（血小板減少症と血小板機能不全）を引き起こすことがある．
- 起炎菌によって大きく異なる腸炎に対する抗菌薬は戦略的に選択して投与することが重要であり，投与不要との結論を導く除外診断目的を含む糞便検体のグラム染色所見が有用である．

まとめ

便グラム染色で，本菌の特徴である細長いグラム陰性らせん状桿菌を容易に検出することができ，便のグラム染色は迅速診断に有用である．

■参考文献

1) http://idsc.nih.go.jp/idwr/kansen/k05/k05_19/k05_19.html

概論　大酒飲みと肺炎

　アルコール依存や喫煙は，ともに肺炎の発症率を上昇させると考えられており，従来から，健康なヒトでは起炎菌になりにくい。肺炎桿菌（*Klebsiella pneumoniae*）は飲酒歴のある肺炎患者において分離される頻度が高いことが知られている。そのため，グラム染色による起炎菌推定の際に，飲酒歴や喫煙歴を有する患者では，市中肺炎の起炎菌をより広く推定する必要がある。

● 大酒家の肺炎は重症化する

　最も頻度が高い市中肺炎の起炎菌である肺炎球菌も，アルコール摂取や喫煙によって肺炎発症の確率が上昇することが報告されている。いわゆる免疫不全の患者と同様にまれな病原体による感染症を発症する例も多い。その要因は多彩であり，免疫能の低下以外にも嚥下機能の障害や線毛機能の障害などが考えられている。また，リンパ球機能の低下が起こりうるという点では，結核や真菌感染症の関与も無視できない。

● 臨床におけるグラム染色の意義

　大量の飲酒歴や喫煙歴を有する患者では，市中肺炎の原因となる上気道由来の菌群に加え，グラム陰性の腸内細菌や弱毒菌，真菌などの関与を前提に染色所見を観察する必要がある。グラム陰性桿菌の関与が推定されれば，広域ペニシリンやカルバペネムの使用を考慮する必要がある。特に全身症状を伴い，循環呼吸状態が不安定な場合には，グラム陽性から陰性までの全菌種に対応する処方（full cover regimen）としたうえで，起炎菌確定後にデ・エスカレーションすることが推奨される。

腸管感染症

検体：血液　慢性心不全患者のキノロン系に不応の発熱？

症例 20

70歳，男性
大酒家の熱とタール便

70歳，男性。約1カ月前から排便回数が増加し，発熱が出現。近医での補液投与で症状は小康状態だったが，4日前から再度発熱と倦怠感が出現し，食思不振が強くなったため，当院消化器内科を受診した。

〈初診時所見〉
体温 37.1℃，心拍 136/分，血圧 92/61 mmHg，SpO_2 96%（room air）。左下腹部に圧痛（＋），筋性防御（－）。DRE（digital rectal examination）では tumor 触れず。タール便（＋）であり消化管出血が疑われた。

図1　入院時の採血データ

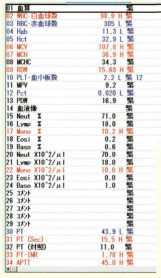

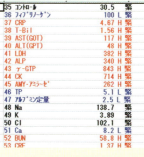

日中から飲酒する大酒家であり，肝酵素が高値。腎機能も悪く低栄養状態と推定される。血小板は22,000と低値でPT，APTTの延長，フィブリノーゲンが減少しており，血液凝固能が障害されているものと推定される。

図2　血液培養検体グラム染色所見（2病日）

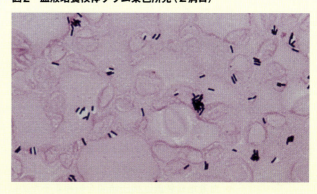

症例20：*Listeria monocytogenes*

169

→ ① 感染の可能性を評価する

図2　血液培養検体のグラム染色所見（2病日）

a（p.169の再掲）

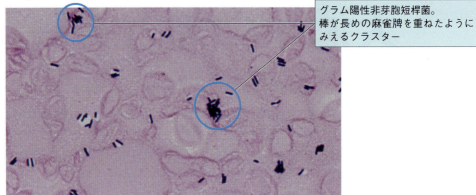

グラム陽性非芽胞短桿菌。棒が長めの麻雀牌を重ねたようにみえるクラスター

グラム陽性の短桿菌が観察される。マッチ棒やスティックアイスのようなその形態から*Listeria monocytogenes*は通性嫌気性の菌である可能性がある。

> 非芽胞であるので芽胞菌特有の太鼓のバチ状ではなく，長方形である。*Listeria*特有の棒アイスの棒のようにみえるクラスターを形成する。

b

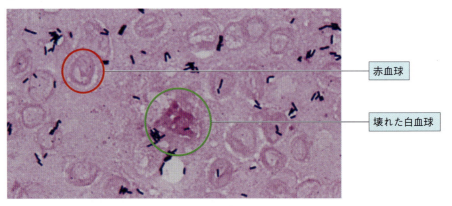

赤血球

壊れた白血球

- 菌体のサイズはListeriaと同じ嫌気性のグラム陽性桿菌であるバチラス（Bacillus）を鑑別するうえで重要である。血液培養所見には，赤血球と白血球の2種類の細胞があり，これらの細胞の大きさを利用して，Bacillusより小さいListeriaと判断する。
- 血液培養装置は検出時間を短縮するために，培養ボトルが絶えず振盪しており，白血球が物理的応力で破壊され，細菌が本来の形態を示さないこともある。
- 敗血症治療において，血液培養で得られた細菌をグラム染色で観察することが重要であるが，喀痰等の自然検体とは異なり菌体形状が抗菌薬の作用を受けて変性する可能性があることを考慮する必要がある。Listeriaに限らず培養時間が長くなるとグラム染色性は不均一になる場合もある。

⋯→ ② 起炎菌を推定する

図3　2病日の血液培養結果

塗抹鏡検

菌名	結果
グラム(+)桿菌	(+)

同定

菌名	菌数	感...	菌コメ
Listeria monocytogenes		○	

- 血液培養からListeriaが同定された。

⋯→ ③ 治療薬を選択する

- 2病日採取の血液培養検体(**図2**)よりListeria症を疑いイミペネム/シラスタチン(IPM/CS)からアンピシリン(ABPC)1g×4に変更して7日間投与した。

図4　Listeriaの感受性

菌名
菌名(1)　Listeria monocytogenes

	薬剤名	菌名(1) MIC	判定
1	PCG	2	S
2	MPIPC	2	＊
3	ABPC	2	S
4	CEZ	<=8	＊
5	CTM	<=8	＊
6	CFDN	>2	＊
7	FMOX	<=4	＊
8	IPM/CS	<=1	＊
9	GM	<=1	＊
10	CLDM	2	＊
11	MINO	<=2	＊
12	VCM	<=0.5	＊
13	TEIC	<=2	＊
14	FOM	>16	＊
15	RFP	<=1	＊
16	LVFX	1	＊
17	ST	<=1	＊
18	SBT/ABPC	<=8	＊
19	LZD	<=2	＊

> 治療にはペニシリンG（PCG）とアンピシリンが有効であることがわかる。

判定の＊マークは「MICは測定できたが判定カテゴリーがない」ことを意味している。検出された細菌に対しその抗菌薬での試験結果が少ない，あるいはその抗菌薬作用では効果が期待できない場合にはカテゴリーなしとなる。

→ ④ 治療効果を評価する

- 8病日には37℃台まで上昇した体温はその後解熱し，WBCおよび血小板は正常化しつつあり，肝機能や腎機能の増悪もなく，食事が再開され，25病日の胃内視鏡検査では処置部も安定し，退院した。

- リステリア・モノサイトゲネス（*Listeria monocytogeness*）は通性嫌気性のグラム陽性非芽胞短桿菌で，土壌，水，動物の腸管内などに分布しており，健常者の糞便からもまれに検出される。感染経路としては新生児では母親からの垂直感染が，新生児以外の症例では汚染された肉類や乳製品などからの経口感染が考えられている。
- 本菌の感染により，成人の場合は悪性腫瘍，糖尿病，膠原病，肝硬変などの基礎疾患を有する免疫能の低下した宿主において，髄膜炎や敗血症が日和見感染のかたちで発症する。
- 一般的な細菌検査室でも同定可能で，血液寒天培地上で弱いβ溶血を示す。1〜4本の鞭毛を有する運動性があり，5℃の低温条件でも発育増殖が可能であるという特徴がある。
- 潜伏期間は11〜70日（平均31日）と長いことが特徴である。
- 治療はアンピシリン（ABPC）が第1選択薬となるが，他のペニシリン系薬やカルバペネム系薬も有効である

まとめ

- Listeriaはグラム陽性短桿菌であるが，塗抹標本ではグラム陽性球菌と見誤る可能性があり，注意が必要である。バチラス（Bacillus）属との比較では，より「細く短い」形状であることから区分できる。本菌は血液培養からの検出が多く，血液培養検体への皮膚常在菌等の汚染菌と区分することが必要になる。
- ほかの細菌性敗血症の所見に加え，前駆症状として下痢や悪心などを認めることがある。本症例も下痢と悪心症状があった。
- 本症例はグラム染色所見からListeriaを疑い，同定結果が判明する以前（4日前）からListeria治療の第1選択薬であるABPCに変更することができた。

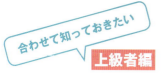

[HK半流動培地におけるListeria]

図5　髄液検体をHK半流動培地で増菌後のグラム染色所見

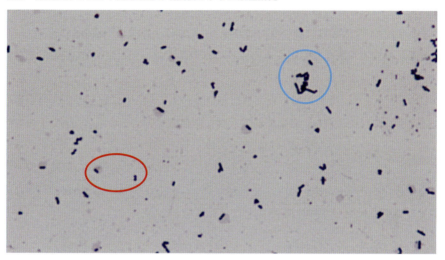

- HK半流動培地とは，嫌気性菌をカバーしている増菌培地であり，病原体が不明の場合に増菌用に使用される。血液が添加されていないため，バックグラウンドはクリアである。
- 血液培養ボトルと同様に発育支持力が強いので菌体が変形しやすい。この視野にも見られるように，グラム陽性の連鎖球菌（〇）と見誤ることがある。
しかしレンサ球菌ならば，〇のように単一菌体であっても連鎖状に並んでみえるはずである。
- 菌体観察ではスメアの薄い部分や単一菌体部分も合わせて（相互に切り替えて）観察すべきである。

ListeriaとBacillus属のグラム染色における鑑別点

図6　血液培養検体におけるBacillus属グラム染色所見

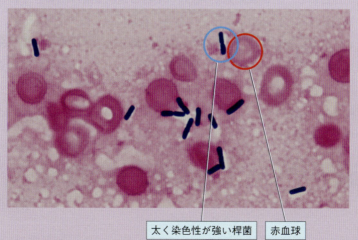

バチラス・セレウス（*Bacillus cereus*）は土中，水中，大気中，植物表面など自然界に広く分布する。通常は非病原性であるが，まれに食中毒の原因菌となる。大型の通性嫌気性グラム陽性桿菌で，周毛性鞭毛をもち，芽胞は楕円形で菌体のほぼ中央に形成される。

芽胞自体が観察されることはまれで，グラム陽性で濃厚に染まる。

あとがき

　東日本大震災の直後，都会から岩手に診療応援に来てくれた医師が，降圧薬を求める高齢の被災者男性を診察し，看護師に"この病院にはCTスキャンはありませんか？ 肺生検はできますか？"と尋ねたという．どうやら，肺野の小さな円形陰影が気になったらしい．通常ならもちろん適切な対応であろう．ことの顛末は不明だが，程なくCTを搭載したトレーラーが被災地にやって来た．

　しかし，ハイテク診断機器や検査体制がいつも傍にあるとは限らない．岩手をはじめとする北東北の医療環境は，実は東日本大震災を経験するはるか以前から，その自然環境にも増して厳しい．岩手に生まれた二人が医療や感染制御の現場でコンビを組むようになって，もう10年以上の月日が流れた．地方では，限られた人材で多くの問題を解決する必要にせまられる．そのためには互いを信頼し，持てる能力を最大限に活かすしかない．それがどこの誰であれ，仲間の力を結集しなければならない．

　駆け出しのころ，「ジャングルでも間に合う医療」を唱えていた宮城征四郎先生の指導を受け，僻地の医師としてすべきことは自分の限界を知ること，それと同時に頼れる仲間の仕事を理解することだと学んだ．ハイテク医療を目指すのではなく，古色蒼然たる医療技術を使いこなすのも医療人の技量だ．現代医療に背を向けるに近いこの発想から，素晴らしい判断力を有しながら自ら指示することが制限される，看護師や検査技師，薬剤師の力を借りることも多い．医師が指示する権限を持つことは，指示に必要な情報を全て備えていることと同義ではない．だからこそ，チームに共通する最低限のコミュニケーション手段が必要なのである．

　グラム染色を題材にし，皆で臨床現場の岐路における選択を行うという手法は，単に顕微鏡を用いて微細な世界を検査することではない．巻頭に示したメモのように，臨床経過を把握するために有益な行動なのだ．そして，この行動を通じて仲間と会話することができる医療人は患者の状態をも適切に俯瞰することができると考えている．その意味で，顕微鏡では見えるはずのない情報がそこにあるのである．

　ある意味，難解なこの書を表すことを許してくれた諸先輩や，根気強く原稿を待ってくれた出版社の皆さんに筆者の一人として，心から感謝したい．

　　2017年3月

　　　　　　　　　　　　　　　　　　　　　　　　　　　　　　　　　櫻井　滋

索引

あ・い

アセトン・アルコール	13
アモキシシリン関連出血性大腸炎	158
アルコール摂取	168
イソニアジド	58
医療・介護関連肺炎	17, 97
陰性菌の鑑別	18
咽頭扁桃炎	17
院内感染	17
——サーベイランスシステム	132
インフルエンザ（桿）菌	19, 46, 48

え・お

エタンブトール	62
嚥下機能障害患者におけるグラム染色	34
エンドトキシン	52
オウム病	146
——クラミジア	146
悪寒戦慄	29

か

介護関連肺炎	97
開放性肺結核	65
下気道感染	40
核酸増幅（PCR）法	58
仮性菌糸	73
化膿性関節炎関節液検体	125
ガフキー	63
カリニ肺炎	80
観察時の注意	15
感染性心内膜炎	68

き

基質特異性拡張型 β-ラクタマーゼ産生菌	90
喫煙	168
気道上皮細胞	18
キニヨン染色	86
球桿菌	19
急性糸球体腎炎	17
急性精巣上体炎	110
急性増悪時の起炎菌	40
急性単純性膀胱炎	90
急性膿皮症	116
急性皮膚感染症	116
狂犬病	146
莢膜	26, 30, 40, 55, 95, 148
虚血性腸炎	154
菌血症	44

く

ク-ル-ア-サ	14
クラスター	23
グラム陰性菌群	18
グラム染色	
——のサイズ感	18
——の流れ	13
——の陽性と陰性	16
グラム陽性菌群	16
クリスタル紫	13

け

蛍光染色	58
劇症型A群レンサ球菌感染水疱検体	124
血液寒天培地	29
血（性）痰	12
検体のサンプリング	12

こ

コアグラーゼ陰性ブドウ球菌	74
抗菌薬関連下痢症	154
好酸菌の幽霊	58
抗破傷風ヒト免疫グロブリン療法	135
誤嚥性肺炎	67
誤嚥の有無の評価	34
ゴースト・マイコバクテリア	58, 61, 67
骨盤腹膜炎	138
コンタミネーション	12, 135

さ

サイトスピン法（塗抹標本作成）	12
サイトメガロウイルス肺炎	80
細胞成分	13
雑菌の混入	135
サフラニン液	13
サルモネラ腸炎	162

し

志賀赤痢菌1型	167
子宮頸管炎	113
市中腸管感染症	162
市中肺炎	17
集塊	23
周術期感染症	132
樹枝状塗布法（塗抹標本作成）	12
手術部位感染症	126
術後下痢症	154
常在細菌叢	23
真菌	18
神経筋疾患におけるグラム染色	34
侵襲性肺炎球菌感染症	29, 30

す

水疱性類天疱瘡	117
髄膜炎	48
水溶性ペニシリンGカリウム	136
ステノトロフォモナス・マルトフィリア	57
ストレプトマイシン	62
スムース型（肺炎球菌）	26
すり合わせ法（塗抹標本作成）	12

せ

性器ヘルペス感染症	138
性行為関連尿路感染症	110
石炭酸フクシン液	13
癤	123
セフォチアム	93, 99
尖圭コンジローマ	138
潜在性感染症	68
全身性炎症反応症候群	116

そ

創（傷）感染	126, 132
創傷の分類	132
そら豆状	37

た・ち

大酒家の肺炎	168
大腸菌	20, 95
——O157	162
——による尿路感染	95
唾液のグラム染色所見	23
多形核白血球	15, 18, 22, 30, 36, 40, 43, 49, 51, 82, 102, 112, 119, 128, 140
多剤耐性緑膿菌	52, 101
タゾバクタム/ピペラシリン	105
脱色	13
丹毒	116

て・と

中耳炎	39, 40, 48
腸炎ビブリオ	162
陳旧性肺結核	40
ティコプラニン	130
滴下法（塗抹標本作成）	12
伝染性膿痂疹	116, 118, 122
殿部膿瘍膿検体	125
動物由来感染症	146
トキシックショック症候群	123
とびひ（飛び火）	116
塗抹標本の作成	12

な・に

肉眼的観察	12
偽のゴースト・マイコバクテリア像	67
ニューモシスチス肺炎	80
尿路感染症	89
——の抗菌薬選択	90

ね・の

ネコ咬傷	147
ネコひっかき病	151
膿血性痰	12
嚢状気管支拡張症	12
膿尿	98
ノカルジア感染症	80

は

肺炎	48
——桿菌	19, 93, 96
——球菌	17, 28, 40
——双球菌	17, 28
バイオフィルム	20, 56, 105
——形成	26, 54
敗血症	48
——肺炎桿菌	96
パイフェル（液）試薬	13, 140
肺胞蛋白症	12
肺胞マクロファージ	18
破傷風菌	135
パズフロキサシン	53
発育阻止所見	32
バンコマイシン（散）	157

ひ

ビアペネム	29
ヒト型結核菌	58
皮膚感染症	116
皮膚蜂窩織炎	17
ピペラシリン	56
びまん性汎細気管支炎	12
非ムコイド型（緑膿菌）	26
ピラジナミド	62
微量液体希釈法	55
非淋菌性尿道炎	110

ふ

フィブリン析出	15, 17, 50, 61, 76
フィラメント化	56, 103, 142
複雑性尿路感染症	98
複雑性膀胱炎	90
副鼻腔炎	48
ブドウ球菌	17
——感染髄液検体	124
ブドウ糖非発酵菌感染症	100
ブドウ糖非発酵グラム陰性桿菌	52
ブドウ球菌性熱傷様皮膚症候群	123
腐敗臭	12
不明熱	68

へ・ほ

ペニシリンG	29
ペニシリン感受性肺炎球菌	26
ペニシリン耐性肺炎球菌	26

ペンジルペニシリン	43
便培養	160
蜂窩織炎	116
放線菌感染	138

ま

慢性下気道感染症	48
慢性気道疾患	44
慢性疾患の急性増悪	40
慢性膿皮症	116
慢性皮膚感染症	116
慢性副鼻腔炎	39
慢性閉塞性肺疾患	39, 40

む・め・も

ムコイド	19, 26, 54
──型＜タイプ＞（肺炎球菌）	26, 30, 97
──型＜タイプ＞（緑膿菌）	26, 32, 52
メチシリン耐性黄色ブドウ球菌	126
メチシリン感受性黄色ブドウ球菌	121
毛嚢炎	123

や・よ

薬剤抵抗性	52
癰	123
陽性菌の鑑別	16
陽性双球菌	17
溶連菌	17

ら・り・れ

ラフ型（肺炎球菌）	26
ランセット形状グラム陽性球菌	42
ランセット配列	28
リウマチ熱	17
リネゾリド	130
リファンピシン	58
緑膿菌	18, 20, 26, 32, 52, 100
淋菌性咽頭炎	113
淋菌性尿道炎	110
レンサ球菌	17

A

Acinetobacter baumannii	20, 37
Acinetobacter spices	20
ACS（American College of Surgeons）による創分類	132
Actinomyces israelii	138
acute on chronic exacerbation	40
acute simple cystitis（ASC）	90
A-DROPシステム	40
AMPC関連出血性大腸	158
AMPH-Bリポソーム製剤	74

B

Bacillus cereus	173
Bacteroides fragilis	140
Bartholomew & Mittwer（BM）法	13
Bartonella henselae	151
BIPM	29
Branhamella catarrhalis	19, 39
bronchorrhea	12
BTB寒天培地（緑膿菌）	32

C

Campylobacter jejuni	21, 162
Campylobacter species	21
Campylobacter腸炎	166
Candida albicans（*C.albicans*）	73, 76, 78
Candida glabrata（*C.glabrata*）	76, 78
Candida parapsilosis（*C.parapsilosis*）	76, 79
Candida tropicalis（*C.tropicalis*）	76, 78
CAP	17
cat-scratch disease（CSD）	151
cellulitis	116
Chlamydophila psittaci	146
chronic airway diseases（CAD）	44
chronic obstructive pulmonary disease（COPD）	39, 40
Clostridium difficile associated colitis（CDAC）	154
Clostridium difficile infection（CDI）	154, 160
Clostridium difficile（CD）	16, 154
Clostridium tetani	135
coagulase-negative *Staphylococcus*（CNS）	74
coccobacillus	19
complicated cystitis（CC）	90
contamination	12, 135
CSLI標準法	55
CTM	93
cytomegalovirus（CMV）	80

E・F

EB	62
Enterococcus species	17
erysipelas	116
Escherichia coli（*E.coli*）	20, 90, 95, 98, 110
Escherichia species	20
extended spectrum β-lactamase（ESBL）	90
fungus	18

G・H

ghost of mycobacteria（GOM）	58, 61, 67
gonococci	111
gram negatives	18
——— coccobacilli	49
gram positives	16
Haemophilus influenzae（H.flu）	19, 40, 44, 46
——— b 型（Hib）	44
——— の重症例	49
Haemophilus species	19

I・K

impetigo	116
——— contagiosa	116
INH	58
invasive pneumococcal disease（IPD）	29, 30
kidney shape	37, 42
Kinyoun染色	86
Klebsiella oxytoca（Kleb.oxytoca）	19, 83, 154
——— 腸炎	158
Klebsiella pneumoniae（Kleb.pneumoniae）	19, 26, 28, 36, 83, 93
Klebsiella species	19

L・M

L-AMB	74
"Lanset formed/Pneumococcus"GPDC	17
Listeria monocytogeness	170
LZD	130
methicillin-resistant Staphylococcus aureus（MRSA）	126, 160
methicillin-sensitive Staphylococcus aureus（MSSA）	121
minimal inhibitory concentration（MIC）値	55
Moraxella catarrhalis（M.catarrhalis）	19, 37, 40
multi-drug resitant Psedomonas aeruginosa（MDRP）	52, 101
Mycobacterium avium	66
——— complex（MAC）感染症	65
Mycobacterium tuberculosis	58
Mycoplasma genitalium	110

N

National Nosocomial Infections Surveillance（NNIS）	132
N/C比	103
Neisseria gonorrhoeae	111
Nocardia asteroides complex感染症	80
Nocardia 属	84
non-albicans Candida 属	76
non-fermenting gram negative	52
nursing and Healthcare associated pneumonia（NHCAP）	17, 97

P

Pasteurella multocida	146, 149
PCG	43, 136
PCR法	58
pelvic inflammatory disease（PID）	138
penicillin resistant Streptococcus pneumoniae（PRSP）	26
penicillin sensitive Streptococcus pneumoniae（PSSP）	26
pfeiffer（液）試薬	13, 140
PIPC	56, 100
polymorphonuclear leukocyte（PMN）	15, 18
Pseudomonas aeruginosa（P.aeruginosa）	54, 101
Pseudomonas species	19, 20
PZA	62
PZFX	53

R・S

RFP	58
rheumatic fever	17
siregical site infection（SSI）	126
SM	62
staphylococcal food poisoning	123
staphylococcal scalded skin syndrome（SSSS）	123
Staphylococcus aureus	121, 126, 146
Staphylococcus species	17
Stenotrophomonas maltophilia	53, 57
Streptococcus pneumoniae（S.pneumoniae）	17, 28, 40
Streptococcus species	17
systemic inflammatory response syndrome（SIRS）	116

T・V・Z

TAZ/PIPC	105
TEIC	130
toxic shock syndrome（TSS）	123
Trichomonas vaginalis	110
VCM	157
Ziehl-Neelsen染色	58, 62, 65

その他

β-Dグルカン測定法	74
β-lactamase negative ampicillin resistan（BLNAR）	47
β-ラクタマーゼ非産生アンピシリン耐性（インフルエンザ菌）	47

著者紹介

高橋幹夫（たかはし みきお）
感染制御認定臨床微生物検査技師（ICMT）

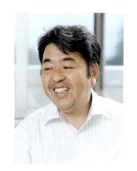

1961年	胆沢郡金ケ崎町 生まれ
1980年	岩手県立水沢高校卒
1984年	北里大学 医療衛生学部卒
1984年	岩手県医療局採用
1984年	岩手県立中央病院勤務
2012年	岩手県立磐井病院検査科（現職）
	岩手県立磐井病院ICT委員長
	岩手県立中央病院 衛生工学衛生管理者 兼任

岩手県感染症対策委員会委員
岩手県感染症検査ネットワーク委員会委員
岩手県医療局院内感染対策委員会委員
岩手県いわて感染制御支援チーム（ICAT）統括部

日本環境感染学会　評議員
日本感染症学会・日本臨床微生物学会・日本臨床衛生検査技師会会員

櫻井　滋（さくらい しげる）
内科医・感染制御医（ICD）
岩手医科大学附属病院 医療安全管理部 感染症対策室 室長

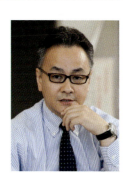

1955年	盛岡市 生まれ
1981年	金沢医科大学 医学部 医学科卒
1983年	金沢医科大学 胸部心臓血管外科・麻酔科研修終了
1983年	金沢医科大学 呼吸器内科学講座 助手
	沖縄県立中部病院 内科呼吸器科・ICU研修
1990年	University of Washington呼吸器・集中治療医学部門研修
1994年	岩手医科大学 医学部 内科学第三講座 講師
2006年	同附属病院 医療安全管理部 感染症対策室 室長（現職）
2009年	同 医学部 臨床検査医学講座 准教授
2010年	同 医学部 睡眠医療学科 教授（現職）

岩手県感染症対策委員会委員（同 新型インフルエンザ専門委員）
岩手県いわて感染制御支援チーム（ICAT）副統括
日本環境感染学会　評議員、災害時感染制御検討委員会 委員長
日本内科学会（認定医）・日本呼吸器学会（専門医）

感染の有無をみる！ 菌を推定する！ 抗菌薬の感受性がわかる！
治療に役立つ グラム染色

2017年5月20日　第1版第1刷発行

- ■ 著　　高橋幹夫　たかはしみきお
　　　　　櫻井　滋　さくらいしげる
- ■ 発行者　鳥羽清治
- ■ 発行所　株式会社メジカルビュー社
　　　　　〒162-0845 東京都新宿区市谷本村町2-30
　　　　　電話　03(5228)2050(代表)
　　　　　ホームページ http://www.medicalview.co.jp/

　　　　　営業部　FAX　03(5228)2059
　　　　　　　　　E-mail　eigyo@medicalview.co.jp

　　　　　編集部　FAX　03(5228)2062
　　　　　　　　　E-mail　ed@medicalview.co.jp

- ■ 印刷所　シナノ印刷株式会社

ISBN 978-4-7583-1772-6　C3047

©MEDICAL VIEW, 2017.　Printed in Japan

- ・本書に掲載された著作物の複写・複製・転載・翻訳・データベースへの取り込みおよび送信(送信可能化権を含む)・上映・譲渡に関する許諾権は，(株)メジカルビュー社が保有しています．
- ・JCOPY〈出版者著作権管理機構 委託出版物〉
本書の無断複製は著作権法上での例外を除き禁じられています．複製される場合は，そのつど事前に，出版者著作権管理機構(電話 03-3513-6969，FAX 03-3513-6979，e-mail：info@jcopy.or.jp)の許諾を得てください．
- ・本書をコピー，スキャン，デジタルデータ化するなどの複製を無許諾で行う行為は，著作権法上での限られた例外(「私的使用のための複製」など)を除き禁じられています．大学，病院，企業などにおいて，研究活動，診察を含み業務上使用する目的で上記の行為を行うことは私的使用には該当せず違法です．また私的使用のためであっても，代行業者等の第三者に依頼して上記の行為を行うことは違法となります．